野坂祐子
NOSAKA Sachiko

トラウマ
インフォームド
ケア

"問題行動"を捉えなおす援助の視点

Trauma-
Informed
Care

日本評論社

はじめに

「また，あの子！ いつもトラブルばかり起こすんだから」

「どうして何度も同じことを言わせるんだ！ 反省していないのか」

「黙っていたら，わからないでしょう。何でも話してごらんって，言ってるのに」

「自分から面談を予約してきたのに，どうして来ないのかしら」

「これだけ関わったのに，DV夫のもとに戻るなんて……。今までの支援は何だったの？」

　学校，施設，病院，行政の窓口や相談機関など，さまざまな対人援助の現場で，「どう関わればいいの？」と悩む場面があるだろう。ほかと同じように対応しているのに，うまくいかない。気になって声をかけても，話してくれない。トラブルへの対処に追われるばかりで，問題解決になっていない気がする。こんなふうに支援者が熱心にやっていても援助がうまくいかないときには，何か"見えていないこと"があるかもしれない。それを見ていくための視点の1つが，トラウマ（trauma）である。

　トラウマとは，生命に関わるような危機とそれがもたらす影響を指

す。事件や事故，災害といった非日常的で衝撃を与える出来事や，家庭での虐待やネグレクト，学校・職場や地域におけるさまざまな暴力もトラウマになりうる。なかでも，家庭での暴力や機能不全は，子どもの安心感を奪うものであり，慢性的な緊張によって健全な発達が阻害される。子ども時代のトラウマや家族の機能不全は，逆境（adversity）と呼ばれる「こころのケガ」となり，生涯にわたり悪影響を及ぼすことがある。

　ところが，トラウマや逆境の多くは本人が語らない（語れない）ため，周囲に気づかれにくい。そのため本人が心身の不調や問題を訴えても，いったい何が起きているのか，どうしてそうなっているのか，本人にも周囲にもわからない。トラウマは，安心や安全の感覚を失わせるものであるため，トラウマを受けた人のこころのなかは不安や恐怖でいっぱいである。甘えたい気持ちもあるけれど，不信や疑念が拭えず，他者とうまく付き合えない。自分でも変わりたい，よくなりたいと思う気持ちはあるものの，自信がもてず，あきらめてしまう。これこそがトラウマの影響であるが，こうした態度は"問題行動"とみなされやすい。しかし，いくら指導しても，背景にあるトラウマを理解し，ケアしなければ，その改善は見込めない。また，"困った人"と扱われる限り，トラウマによって傷ついた自尊心は回復しない。

　こうしたトラウマの特徴を理解しながら関わるアプローチを「トラウマインフォームドケア（Trauma-Informed Care：TIC）」という。あらゆる人がトラウマについて基本的な知識をもち，相手や自分にみられるトラウマの影響を認識すること。トラウマによって生じている反応を"問題行動"や"困った人"といった否定的な見方で捉えるのではなく，こころのケガの影響として理解すること。こころのケガを手当するために対応すること。叱責や非難によってさらに傷つきを深めてしまうような「再トラウマ」を防ぐこと。このように，TICとは，行動の

背景にある“見えていないこと”を，トラウマの「メガネ」で“見える化”するものであり，支援における基本的な態度や考えかたである。トラウマの治療や心理療法ではなく，誰もがトラウマの理解に基づいて対応できるようになることが目指される。

　近年，さまざまな研究から，トラウマとなりうる体験は稀ではなく，多くの人にとって身近なものであることが明らかにされている。そして，暴力や対人トラブル，薬物やアルコールへの依存など，“問題行動”とみなされる言動の背景には，トラウマが影響している可能性があることも知られてきた。一方，虐待やネグレクト，逆境のなかを生きてきた人は，うまくいかないのは「自分のせいだ」と思っている。自責感や自己否定が強まることで，ますます“問題行動”は増えていき，被害から加害に転じることもある。こうした悪循環を断つために，TIC は効果的な手当の仕方を示してくれる。

　支援者にとっても，「どうして？」という戸惑いを抱えたまま日々の業務に追われていると，相手に対して「どうして！」という怒りがわいたり，「どうして……!?」という無力感に陥ったりする。トラウマの影響を受けた子どもやおとなに関わる支援者も，業務のなかでこころのケガを負っているのだ。

　トラウマは，人を無力化し，希望を失わせる。そして，人とのつながりを断絶させ，孤立させる。だからこそ，トラウマの回復においては，有力化（エンパワメント）と対話によるつながりが欠かせない。トラウマのメガネを共有し，「いったい何が起きているのだろう」と本人と一緒に探っていくことで，自分の状態がわかり，周囲と話しやすくなる。TIC は，本人や周囲，そして支援者にも役立つアプローチである。

　かつては「ちょっと変わった子」とみなされ，ときにはみんなと同じようになることが求められていた子どもが，「発達障がい」という疾患概念で理解されるようになったことで，特性に応じた関わりが必

要だという共通認識がもたれるようになった。それによって，その子の特性に合わせた，より安全で有効なやりかたで関われるようになる。同じように，こころのケガを理解して，適切な手当がなされれば，トラウマを受けた子どもやおとなも健康な暮らしやよりよい人生を送ることができる。このように，TIC は，回復に向けた第一歩を支える概念であり，向かうべき方向性を示すアプローチである。

　TIC は，トラウマの予防啓発も含めれば，あらゆる人を対象とするものであるが，なかでも児童相談所や児童養護施設，救急医療や精神科病棟，被害者支援の相談機関など，トラウマに関わる臨床現場においては，すぐに役立てられるものだろう。加えて「トラウマの影響を受けた人がいるかもしれない」という現場——つまり，あらゆる機関——で，TIC の観点を共有していくことが望まれる。実のところ，トラウマの影響を受けていない人を探すほうが難しい。こころのケガは，何らかの被害や苦難を体験するだけでなく，身近な人のつらい経験を見聞きすることによっても生じるものであるし，世代を超えて引き継がれるトラウマの影響もあるからだ。

　このように，TIC はどんな現場にも活かせるものだが，著者の主な臨床現場が，児童相談所や児童養護施設，児童自立支援施設といった児童福祉領域や教育機関であるため，本書で取り上げるのは児童や思春期の子どもの事例が多い。成人については，犯罪被害者支援センターや民間の支援機関，刑務所など司法矯正分野での臨床活動の経験から述べる。また，TIC は当事者にも役立つものだが，本書は，支援者を主な読者対象としている。

　本書の構成は，次のとおりである。

　第Ⅰ部では，まず，トラウマについて理解するために，トラウマとは何か，それがどのような影響をもたらすのかを示していく。日常生

活のなかでみられやすい具体的な言動を取り上げ，TICの基本的な
アプローチであるトラウマのメガネに慣れていくことを目指している。

　第II部では，TICを公衆衛生の観点から説明し，TICの概念やア
セスメントの方法を紹介する。また，トラウマのメガネの使いかたと
して，児童養護施設や母子保健領域の事例を挙げた。非行・犯罪領域
において，加害者のトラウマを扱ううえでの留意点にも触れた。

　第III部は，支援者や組織へのトラウマの影響について述べている。
支援者は，自分自身のトラウマを抱えながら，業務のなかでもトラウ
マにさらされている。業種や領域を問わず，トラウマの臨床現場では
今，支援者は心身ともに限界の状態で働いている。支援者へのトラウ
マの影響を理解し，安全で健康な組織をつくっていくことは，日本に
おいて喫緊の課題である。

　忙しい臨床現場で働く方々には，関心のある章や節から読んでいた
だければ幸いである。

　回復を支える道のりを，一歩一歩進んでいきましょう──トラウマ
のメガネとともに！

目次

はじめに ……… 3

第 I 部
トラウマの「メガネ」で見てみよう

第1章
「何が起きているの?」
──"問題行動"の背景 ……… 19

どうしてうまくいかないの? ……… 19
何が起きているのだろう? ……… 20
その言動は"問題行動"? それとも…… ……… 23
トラウマの「メガネ」で見てみよう ……… 25

第2章

トラウマについて理解する……27

トラウマは「こころのケガ」……27

「こころのケガ」になりうる出来事……28

見せないトラウマ・見えないトラウマ……32

消えない記憶……34

生き延びるための対処……37

第3章

トラウマにまつわるよくある誤解……41

「まさか! そんなことが」……41

「元気そうに見える」……43

「男性がこわくなるに違いない」……45

「トラウマは人を強くする」……47

第4章

トラウマが発達に及ぼす影響……51

爆弾か, ウィルスか……51

「マザーボード」を壊すトラウマ……52

アタッチメントの形成不全……54

トラウマによる社会的学習……57

第5章
トラウマティックな関係性の再演………61

「安全」がこわい ── 被害者にとっての再演………61
「安心」できない ── 支援者にとっての再演………64
再演が引き起こす再トラウマ………66

第II部
トラウマインフォームドケアを理解し, 実践する

第6章
公衆衛生としての
トラウマインフォームドケア………71

まず「井戸」を見よ………71
公衆衛生の考えかた………74
公衆衛生の問題としてトラウマを捉える………75
トラウマと逆境体験………77
「安心 ≠ 安全」のジレンマ………80

第7章

トラウマインフォームドケアの
基本的概念………83

トラウマインフォームドケアの発展………83

トラウマインフォームドケアの原則………84

3段階のトラウマケア
── 基盤としてのトラウマインフォームドケア………86

トラウマレスポンシブケアと
トラウマスペシフィックケア………89

トラウマを理解する「3つのE」
── トラウマのアセスメント………90

トラウマインフォームドケアを実践するための
「4つのR」………94

第8章

トラウマインフォームドケアを
始めよう………97

"問題行動"のきっかけは?………97

トラウマの影響を「見える化」する………98

リハビリテーションとしての
トラウマインフォームドケア………101

心理教育とリラクセーション………102

指導 vs.ケアの葛藤………105

支援者へのトラウマの影響………106

第9章

児童福祉・母子保健領域での
トラウマインフォームドケア……… 109

なぜ？ 効果のない工夫……… 109
ルールを守らせるまえに……… 111
感情の理解……… 113
感情表現のサポート……… 115
感情へのおそれを認める……… 117
関わりの難しい親への支援……… 118
支援者のまなざしを変える……… 120

第10章

非行・犯罪領域での
トラウマインフォームドケア……… 123

非行・犯罪と逆境体験……… 123
非行という「防具」……… 125
加害者臨床におけるトラウマの理解……… 127
加害者にとっての被害体験……… 129
加害者臨床における支援者の葛藤……… 130
「被害か加害か」の前提を超えて……… 131

第 III 部

支援者のための
トラウマインフォームドケア

第11章
支援関係におけるトラウマの影響……… 137

トラウマの現実に直面する……… 137

揺れる支援者……… 140

支援者と当事者のパワーゲーム……… 142

トラウマがもたらす蜜月と孤立……… 143

第12章
安全で健康な組織づくり……… 147

組織の安全と機能不全……… 147

トラウマ臨床における並行プロセス……… 149

モラル面の安全……… 151

健全な組織の実現に向けて……… 152

第13章
回復に向かう支援者と組織……… 155

「そうはいっても……」── 変化の痛み……… 155

「できるところから変えていこう」
── 小さな取り組みから……… 157

「どうして，まだできないの?」
── 回復するということ……… 160

終章

トラウマインフォームドケア という選択……… 163

「わかる」からこそ「わかちあえる」……… 163
トラウマインフォームドケアは
「寝た子を起こす」？……… 165
「部屋のなかの象」と向き合う……… 168
トラウマを否認する社会に挑む……… 171

おわりに……… 173

参考文献……… 179

索引……… 183

本書で引用や紹介をしている事例は，類似の
内容を組み合わせた架空のものである。

第1部

トラウマの「メガネ」で見てみよう

Understanding
Trauma

第1章
「何が起きているの?」
——"問題行動"の背景

どうしてうまくいかないの?

　落ち着きがなく，授業中に教室を飛び出すこともある小学3年生男児。遊んでいる最中に，突然，友だちを突き飛ばしたり，暴言を吐いたりするので，周囲から「こわい子」「乱暴な子」と思われており，学級でも浮きつつある。医療機関では ADHD（注意欠如・多動症／障害）と診断され，服薬もしているが，依然として気分にムラがあるのか，落ち着きのないときがある。

　相手の表情が読めなかったり，平気で人を傷つける言葉を口にしてしまったりするのは発達的な特性によるのかもしれないと考えた担任は，コミュニケーションスキルを高める SST（ソーシャルスキルトレーニング）を取り入れて「よい話しかた」を練習させようとした。ところが，男児はますますイライラして，態度はひどくなるばかり。担任は必死にやっているのに，本人にはまったくやる気がみられない。

　ベテランの教員から「反抗的な態度で周囲の気をひこうとしているだけだから，放っておいたほうがいい」と助言された担任は，男

児に声かけするのを控えて，距離を置くようにした。

　男児は，学校で一人ぼっちになった。

　子どもの「落ち着きのなさ」「暴言・暴力」「コミュニケーションの問題」への対応に苦慮している学校や施設は少なくないだろう。日常生活を送らせるだけでも一苦労，あちこちで頻発する対人トラブルへの対処に追われ，毎日，叱責や注意の繰り返し。トラブルが起こるたびに，「また，あの子か」とうんざりしながら現場に駆けつけ，「どうしてそんなことをしたの」と尋ねるが，本人が口にするのは言い訳ばかり。このままではいけないと，根気強く「ちゃんと考えなさい」と指導すれば，今度は黙ってふてくされるやら，泣きわめくやら。そんな子どもの姿を見ると，「本当にわがままなんだから」と感じて，「もっと指導を厳しくしなくては」と思わずにはいられない。周囲からも指導力不足と見られているような気がして，自分自身が情けなく，焦りだけが募っていく。次第に同僚にも相談できなくなっていき，つい「あの子さえいなければ」と思ってしまう。そして，自己嫌悪に陥る……。

　こんなふうに，支援を要する子どもを医療につなげ，SST を試み，ほかのスタッフの助言も取り入れながら精一杯対応しているというのに，なぜか報われない対人援助の現場の実情。「いったい，ほかに何をすればいいの?」とさらなる支援策を考えるまえに，まずは，この男児について「何が起きているのだろう?」という視点で考えてみよう。

何が起きているのだろう?

　この男児は，幼少期から家庭で虐待を受けていた。父親は少しでも気に入らないことがあると大声で怒鳴り，物を投げつける。父親がい

ないときは母子で楽しく過ごせることもあるが，母親はつねに父親の顔色をうかがい，子どもがやりたがることも「お父さんがいやがるかもしれないからやめなさい」と制限した。父親が壊した家具や壁に囲まれた家のなかは，いつも暗く，張りつめた空気が漂っていた。

幼稚園のときは，特定の保育者から離れられず，遊びに集中できずに室内をウロウロしていた。かんしゃくを起こすのもしょっちゅうだった。小学校に上がってからも夜尿が続いており，心配した母親が医療機関に連れていった際に，ADHDとの診断が下された。

男児にとって，家庭は安全な場所ではなく，緊張や危険に満ちたところだった。ひとたび父親がキレたら，暴力が収まるまで物かげで息を殺してやり過ごすしかない。母親は子どもに愛情を向けているものの，夫に対するおそれと無力感から，男児にとって安定した安全基地となる役割が果たせていない。むしろ，ぐったりとやつれた母親を気にかけ，夫がいないときには布団から起き上がれない母親のまえで，明るく振る舞ってみせるのは男児の役割だった。

その後，母親は夫のもとから逃げ，母子での暮らしが始まった。転居先の学校で，同級生が大きな声を出したり，手近な物を投げて遊んだりすると，男児はパニックを起こして暴れるようになった。大声を聞いたり，物が投げられるのを見たりすると，その瞬間，男児の頭には父親が暴力を振るう場面が浮かぶのだった。とっさに，相手を突き飛ばして「やめろ！」と怒鳴る男児の行動は，過去のトラウマ記憶のフラッシュバック（再体験症状）によるものであるものの，それはあくまで男児の頭のなかで起きていること。周囲からすれば，男児が"突然"暴れたようにしか見えない。そんなことが繰り返されるうち，男児は「急にキレる，おっかない子」と思われ，友だちから避けられるようになってしまった。孤立すればするほど，大声で怒鳴り，物を投げつけるようになった男児の言動が父親の振る舞いとそっくりであること

には，誰も気づけなかったのである。

　男児の振る舞いは，幼稚園でも小学校でも，気にかけられていた。たくさんのおとなが関わり，男児の行動を理解しようとしていたし，さまざまな対応がなされてきた。しかし，トラウマの問題は見過ごされていた。男児の言動は特性やわがままであると認識され，トラウマによる影響とはみなされなかったのである。

　もちろん，男児本人も，なぜ自分が暴れてしまうのかわからない。なぜなら，それがDV（ドメスティックバイオレンス）を目撃したあとに起こりやすいあたりまえの反応であることを，誰からも教えられなかったからである。だから，いくら担任に「どうしてそんなことをしたの」と尋ねられても，答えようがなかったのだ。「ちゃんと考えなさい」と言われたところで，自分に何が起きているのか，さっぱりわからなかったのである。

　かくして，おとなとの安心できるつながりを必要としていた男児は，一人ぼっちになってしまった。周囲のおとなたちは，決して彼を排除しようとしたわけではない。むしろ，誰もが熱心に関わり，それまでの経験からよい方法を探していたにすぎない。どれも，おとながよかれと思ってやったことばかりである。しかし，子どものトラウマを見過ごしたことで，その子どもがトラウマ体験によって獲得した「世の中は危険」「誰も信用できない」「自分は無力である」という信念が，図らずも，さらに強められる結果になってしまった。

　こうしたトラウマの影響について，周囲が気づくことは容易ではない。とりわけ，家庭内で起きた虐待やDVといったトラウマは，語られにくく，認識されにくい。男児が家庭でどんな体験をしてきたのか，母親も十分に説明できないし，男児自身も話さないからだ。母親は，DVの影響を意図的に隠そうとしていたわけではない。母親としては，自分がDVを受けることで，せめて夫の身体的暴力が子どもに及ぶ

ことがないように，身を挺してわが子を守っていたという認識がある。「子どもは幼いから何も見ていない，わかっていないはず」とも思っている。そのため，過去のDVが男児にこれほどの影響を及ぼし続けているとは考えていないし，それゆえ学校に伝えることもない。

ところが，実際には，たとえ子どもへの直接的な身体的暴力がなくても，DVという暴力的な関係を目のあたりにしながら緊迫した雰囲気のなかで子どもが育つということは，安全ではない逆境的体験である。DV家庭で暮らす子どもたちの多くは，身をひそめながら母親に対する暴力の一部始終を目撃しており，それは心理的虐待としてのトラウマにもなりうる。

男児自身にとって，両親のDV場面を思い出すのは，おそろしく，不快なことである。同時に，それはあたりまえの日常でもあり，異常な事態であるとは思えない。それどころか，DVが起こるのは「自分が悪い子だからにちがいない」という自責感に苛まれ，一生懸命「いい子」でいようとすることもある。

こうして，誰もDVや虐待について語らず，そして誰からも尋ねられることのないまま，隠れたトラウマがその後の人生に影響を及ぼし続けていくのである。

その言動は"問題行動"？ それとも……

男児が"突然"暴れたように見えたとき，男児の頭のなかには，父親が暴力を振るう場面が浮かんでいる。このように，暴力を目撃したり，手を上げられたりした記憶は脳に刻まれ，影響を及ぼし続ける。たとえからだのケガはしていなくても，精神的なダメージを受けることから，トラウマは「こころのケガ」とも呼ばれる。

第 I 部　トラウマの「メガネ」で見てみよう

　こころのケガは，トラウマ場面に似た刺激をきっかけにして，トラウマ記憶を想起するフラッシュバックを生じさせる。このようなきっかけは「リマインダー」と呼ばれ，この男児の場合は，同級生の大きな声や物が投げられる場面が，DVを振るう父親の姿を生々しく思い起こさせている。フラッシュバックは，今まさにトラウマが起きているように感じられるものであるため，とっさに身をすくませたり，逃げ出したり，放心したり，反撃しようとしたりする。もちろん，これらは危険に対する反射的な行動であり，本人からすれば「防御」にすぎない。しかし周囲からすると，“突然”相手を突き飛ばしたり，怒鳴ったりする行動は「攻撃」にしか見えない。

　こうした行動は，周囲を困らせる“問題行動”と捉えられやすい。問題なのだから，それは正されなければならない。そうした発想のもとで，教員が「どうしてそんなことをしたの」「ちゃんと考えなさい」と尋ねたとしても，それは言い換えれば「自分の非を認めて，反省しなさい」というメッセージにほかならない。おとなが求めているのは子どもの反省の弁であって，「どうしてそんなことをしたのか」の説明ではない。そのため，たとえ子どもが理由を述べたとしても「それは言い訳」と切り捨てられる。“問題行動”は反省したらやめられるものだという前提で指導していれば，子どもの言動が改善されない場合，それは子どもの反省が足りないということになってしまう。

　あるいは，そうした子どもの言動が発達特性によるものとみなされることもある。たしかに，発達障がいであるなら，服薬を含む医療的ケアが有効かもしれないし，SSTなどでコミュニケーションスキルを教えることで改善が見込めるだろう。それらの見立てや試みはまったく的外れではないかもしれないが，効果がみられないのであれば，別の見方に変えてみる必要がある。トラウマを体験すると，感覚が過敏あるいは鈍感になり，表情の読み取りや出来事を捉える認知が偏り，

対人関係がうまく築けなくなる。これらは，いずれも発達障がいの特性や特徴に類似しているので，両者の判別は難しい。

　しかし，ふだんは比較的落ち着いているのに，何かのきっかけで度を失うようなら，その衝動性や多動性はリマインダーによるトラウマ反応（過覚醒）とも考えられる。生育歴を丁寧に追いながら，その行動が「いつからみられるようになったか？」を確認すれば，生得的な特性なのか，あるいはトラウマが影響している可能性があるのか，判断がつきやすくなる。

トラウマの「メガネ」で見てみよう

　トラウマの影響は，見過ごされやすく，誤解されやすい。"問題行動"とみなされる言動について，トラウマの「メガネ」で見てみること。このトラウマインフォームドケア（TIC）のアプローチは，生きづらさを抱える子どもやおとなを理解するのに役立ち，支援の方向性を明確にするものである。

　背景にある要因は１つとは限らない。もちろん，トラウマ以外の要因が影響している可能性もある。しかし，トラウマを見過ごしたままだと，支援の方向性が本人のニーズとどんどん離れていき，不適切で効果のない介入が繰り返される。「わかってもらえない」と感じた子どもやおとなは，ますます不信感を強め，支援者を避けるようになり，孤立していく。功を奏さない介入を続けることで支援者も疲弊し，「何をやっても無駄」という無力感に陥ってしまう。

　いったい何が起きているのだろう？──どのようなトラウマを体験し，何がリマインダーとなって，どんなトラウマ反応が起きているのか。それは，本人に尋ねなければ知ることができないし，本人だけで

第I部　トラウマの「メガネ」で見てみよう

理解することもできない。本人と支援者が一緒にトラウマのメガネを用いることで、"見えていないこと"が見えてくる。

　表面化している問題に介入しようとするだけではうまくいかないし、一般的なトラウマ症状を当てはめて理解したところで本人の役には立たない。そうしたやりかたは効果がないばかりか、かえって問題を悪化させてしまう。援助サービスを利用するあらゆる人たちを理解するためには、「どうしてそんなことをしたの！」ではなく、「何が起きているの？」と尋ねる姿勢が求められる。"問題行動"と決めつけるのではなく、その言動の背景に関心を向けることで、トラウマが明らかになり、現在の状態とのつながりが見えてくる。

第2章

トラウマについて理解する

トラウマは「こころのケガ」

　震災や事故など，逃げ場のない危険にさらされると，誰でもしばらく不安や恐怖，緊張が続き，呼吸は浅く，動悸は激しくなる。寒さや痛み，空腹を感じることもなければ，どれだけの時間が経過したのかもわからない。何もかもが「それどころではない」という，生命体としての緊急事態にみまわれる。

　日常を豊かにするような感覚や感情は閉ざされ，あらゆる感性は危険を察知するためだけに働く。わずかな物音や気配に過敏に反応する一方，こころの状態は極限まで鈍麻する。自分の身に起きたことでありながら，現実感もなければ実感も伴わない。そのときの自分自身の状態について，「嘘みたいに感じた」「他人事のような感覚だった」と述べる人は少なくない。すべて，生き延びるための防衛反応である。

　トラウマとは，こうした究極の体験であり，日常生活で感じるストレスと比べて心身にかかる負荷が桁違いに大きい。これは，アロスタティック負荷と呼ばれる「ストレスの閾値」を上回った状態である。

第 I 部　トラウマの「メガネ」で見てみよう

ふだんの適度なストレスは，私たちの機能を高めるためのよい刺激となり，試験直前に集中して単語を覚えたり，試合の緊張感を味方につけていつも以上のパフォーマンスができたりすることがあるものだ。こうしたよい刺激のストレスとは異なり，トラウマとは，脳やからだに害を及ぼすストレスといえる。

　そのため，トラウマは「こころのケガ」と喩えられる。誰でも，道で転んだり，失敗して恥をかいたり，対人トラブルで傷ついたりすることがある。しばらくは苦痛を感じても，すり傷程度であれば自然に治るものだし，恥ずかしい気持ちも薄らいでいき，次回は失敗しないようにと備えることができる。これらは，痛みを伴う体験ではあるが，ケガの後遺症は残らない。対人トラブルの葛藤も，すべてが遺恨となるわけではない。しかし，暴力や支配，ひどい裏切りといった体験はこころのケガとなり，その後の人生を歩みにくくさせてしまうことがある――からだのケガによって，しばらく歩きづらくなるのと同じように。

「こころのケガ」になりうる出来事

　トラウマになりやすい体験には，戦争やテロ，レイプや殺人といった犯罪被害だけでなく，とくに子ども時代の次のような出来事も含まれる。[1]

- 地震，台風，洪水，火事などの災害で，こわい思いをした
- 事故にあったり，目のまえで大きな事故を見たりした
- 誰かに殴られたり，ひどいことを言われた
- ひどくいじめられた，ハラスメントを受けた

- いやなのに，からだを触られたり，抱きつかれたりした
- 自分以外の人が，殴られたり，蹴られたりしているのを見た
- 大切な人が急に亡くなった，人が死ぬ場面を見た
- つらい病気やケガをして，病院で痛くてこわい治療を受けた
- 食事の準備や身の回りの世話をしてもらえなかった
- 幼いときから，一人ぼっちで過ごす時間が長かった
- 親やきょうだいの性的な場面を見せられた
- よくわからないまま，性的な行為をさせられた
- 部屋や車にとじこめられた

　これらの出来事を体験したからといって，すべてこころのケガになるわけではない。からだのケガと同様に，当時の状況や状態，本人の健康度，適切な手当や治療・サポートの有無によって，ケガの深刻度や治りかたは異なる。たとえば，転倒による身体的リスクは，若者と比べて，乳幼児や高齢者のほうがぐんと高まり，命にも関わる。あるいは，転んだときには大丈夫そうに見えた若者が，あとから精密検査で問題が発見されることもある。つまり，出来事だけでリスクが決まるのではなく，本人の状態（既往歴や健康度）とケアの状況によって，影響の大きさは変わってくる。

　同じような体験をしたにもかかわらず，それがこころのケガになる人もいれば，痛みを感じながらも通常の生活に戻れる人もいる。上述のリストでいえば，たとえば，「地震，台風，洪水，火事などの災害で，こわい思いをした」とあるように，自然災害を体験することがトラウマになるわけではなく，「こわい」という主観的体験をすることがトラウマの条件になる。被災して家屋が損壊したかどうかにかかわらず，家族に守られていた子どもと比べて，一人で留守番をしていた子どものほうが強い恐怖を感じるかもしれない。以前も被災した体験があ

れば，「どうしてまた」と絶望感を抱くこともあるだろう。

　いじめや暴力といった対人トラウマは言うまでもないが，自然災害や事故のような出来事でも，受けられる支援の格差，復旧や補償における不平等，それらを引き起こした遠因としての人的要因，流言や誹謗中傷といった二次被害など，どんなトラウマにも人災の要素が含まれる。そのため，トラウマを受けた人は怒りや不信，「裏切られた」という思いから，他者との関係を閉ざし，自分にとって助けとなる関わりまで拒絶してしまいやすい。

　また，トラウマになりやすい出来事には，本人が直接体験するものだけでなく，身近な人が傷つけられるのを目撃したり，死去や離別によって大切な人を失ったりすることも含まれる。たとえば，DVの目撃は，子どもに恐怖や不安を与えるもので，保護者による心理的虐待とみなされる。子どもは，DVが起きているときだけ「こわい」と感じるのではなく，何もないときでもつねに「加害者の機嫌が悪くなったらどうしよう」「何が起こるかわからない」という不安や緊張を感じている。そして，「殴られている親を守れなかった」という自責感を抱いたり，被害者である親に「どうして言いなりになっているのか」という怒りを感じたりする。死去や離別による喪失においても，悲しみや寂しさといった感情だけでなく，後悔や怒りなど，さまざまな気持ちが入り混じった悲嘆（グリーフ）が生じる。「嫌いだけど好き」「こわいけど甘えたい」といった両価的（アンビバレント）な感情がわくものだが，その思いをうまく表出したり，人に伝えたりするのは難しい。

　トラウマとなる出来事の多くは，「どうして私が……」と思うような理不尽な体験であるものの，病気やケガの治療といった回復のための処置もトラウマになりうる。患者の主観的体験としては，大きな苦痛や恐怖，あるいは喪失を伴うものであり，これは医療トラウマと呼ばれる。こうした体験をケアするために，患部の治療とともに，ここ

ろのケガの手当として，治療についての説明や，苦痛をやわらげる工夫を行うことが求められる。

　さらに，苦痛なことをされたというだけでなく，大事なことをされなかったこともトラウマになりうる。食事や身の回りの世話をしてもらえないという身体的ネグレクトや，子どもの発達上のニーズを満たしてもらえないという情緒的ネグレクトも，こころのケガになる。スパルタ式のしつけ，学業やスポーツなどの達成への過度な期待と圧力は，一見すると，親が子どものために熱心にやっていることだが，子どもの発達や能力，感情は無視され，選択の自由が奪われている。親は子どもに愛情を向けているつもりでも，子どもの求める温かさや愛情を与えることができていない。

　「よくわからないまま性的な行為をさせられた」といった子どもの性被害のように，本人がその意味を理解できず，あまり苦痛が感じられていない場合でも，年齢不相応な性的体験はトラウマになりうる。本来，子どもが頼りにしている相手や自分を守ってくれるはずの人が子どもの信用や純真さを悪用 (abuse) する行為は虐待である。幼少期の性被害は，痛みや恐怖というより，裏切り (betrayal) によるトラウマになりやすい。

　このように，こころのケガとなりうる出来事はさまざまであり，一般に，成人よりも子どものほうがトラウマに脆弱である。家庭や学校，地域での虐待や暴力，社会的排除や経済的困窮など，子どもの生活は，トラウマや逆境と無縁ではない。社会におけるパワーの乱用は，最終的には，最も弱い立場の子どもに向かうものである。子ども時代は，おとなに見守られながら，自分の力を伸ばしていき，社会を探索していく時期である。おとなへの不信感を抱き，自分の力が発揮されず，世の中は危険なところだと認識することは，子どもの発達を大きく阻害するものになる。

見せないトラウマ・見えないトラウマ

　中学1年生の男子は，同級生から，しつこいからかいや無視，金銭の要求をされていた。いじめの内容はエスカレートし，教員の目が届かないところで，授業中にボールをぶつけられたり，廊下や階段で突き飛ばされたりするようになった。

　最初のうち，いじめに気づいた小学校時代の友だちが心配して，男子に声をかけてくれた。嬉しかった反面，今の姿を見られていることが恥ずかしく，「何のこと？　別に問題ないから」と笑って答えた。いじめられるのもつらいが，それ以上に，いじめられていることを知られるのがこわかったのだ。男子にとって，それはあまりに屈辱的なことであり，「平気なふり」をしながらやり過ごしていた。

　ある日，「サッカーやろうぜ」と数名の同級生に囲まれた彼は，ボールの役をさせられて，同級生たちに容赦なく蹴り飛ばされた。泥だらけの制服は破れて，鼻と口から血が流れ，全身ボロボロの状態で放置された。目を潰されないようにと頭を抱えて身を守るのに精一杯だった彼は，意識が遠のくなかで，「このまま死ぬのかもしれない」と思っていた。

　その翌日から登校できなくなり，自室にこもりきりになった彼の様子に，両親は戸惑うばかりだった。時折，部屋から漏れ聞こえてくる壁を殴るような音や，「うぉー」という叫び声にも驚かされた。日が経つにつれ，母親は心配のあまり体調を崩してしまった。父親は「いつまでも理由も言わずに学校を休み，部屋で騒がしくしているとは何ごとか」と息子や妻を叱責し，家族の雰囲気も悪化するばかりであった。

第 2 章　トラウマについて理解する

　同級生からの暴力であるいじめは，ショックや悲しみ，恐怖や怒り
をもたらし，孤立感や絶望感を抱かせる。同じ立場の子どもからの暴
行や排除であるため，被害者はそれが周囲に見られることへの屈辱感
や恥辱感をもちやすい。いじめられていることを親や教員に気づかれ
ないように振る舞おうとし，自分自身にも「大したことではない」と
言い聞かせる。いじめの事実を隠そうとするだけでなく，自分の気持
ちも隠そうとするのである。しかし，被害生徒の「平気なふりをする」
という対処は，図らずも加害生徒の「単なる遊びでふざけているだけ」
「相手も楽しんでいる，いやがっていない」といった暴力の正当化に
利用され，結果的に，暴力はエスカレートしてしまいやすい。

　加害生徒の「遊び」という認識とかけ離れた集団リンチや暴行は，
傷害事件になりうるほどのものである。被害を受けた男子にとって，
それが死を意識する体験になったのは，蹴られた痛みや恐怖のためだ
けではない。それまでの孤立無援感や，「なす術がない」という無力
感，絶望やあきらめの気持ちの蓄積が，「もう生きていられない」と
いう思いにつながる。しばしば，無視（シカト）や誹謗中傷（カキコミ）と
いった身体的暴力を伴わないいじめによって「死んだほうがまし」「自
分の魂は殺されたようなもの」とまで思わされるのは，それらがここ
ろのケガを負わせる心理的暴力だからである。

　当初，恥ずかしいという気持ちから周囲に隠されていた被害体験は，
次第に，恐怖によって口にすることすらできなくなっていく。被害者
の体験や感情は，「話したくない」のではなく，「話すことができない」
ものになる。いくら忘れようとしても，あのときの場面が頭にこびり
つき，死を意識したあの瞬間に引き戻される。まえに進まない時計と
ともに生きているかのような毎日。何度も何度も，死に直面する恐怖
と絶望にさらされながら，被害の事実は隠されていき，見えないもの
になっていく。

第Ⅰ部　トラウマの「メガネ」で見てみよう

　トラウマとなる出来事は一瞬でも，その影響は長く続く。過去にならないトラウマ記憶とともに生きることは，ときに，出来事の際に感じた恐怖よりも大きな苦痛を抱えながら過ごすことにもなる。

消えない記憶

　1年前に，ビル火災に巻き込まれたある男性は，建物内の黒煙にまかれながら，まさに九死に一生を得て救助された。ビルの窓から飛び降りて大腿骨を骨折したものの，火傷は軽症で，命に別状はないとされた。

　数ヵ月の入院生活を経て職場復帰を果たしたが，イライラしやすく，部下に怒鳴り声を上げるなど，以前にはなかった態度がみられるようになった。愛煙家であったが，ライターを使えずタバコが吸えなくなったのも，イライラの一因のようだった。男性は，入院中から眠りが浅くなり，睡眠導入剤を服用していた。ある日，喫茶店で隣に居合わせた客がタバコを吸おうとした途端，男性は突然わめき声を上げ，一緒にいた同僚や店員に取り押さえられる騒ぎになった。

　隣の客がつけたライターの炎の一瞬のゆらめきとわずかなガスの臭い。それらを感じ取った瞬間，男性の目には真っ黒な煙が立ちこめるのが見え，目や喉には強烈な痛みが襲い，呼吸ができなくなった。動転して，「この場から逃げなければ」という一念で力を振り絞ったところ，周囲の声かけで，ふと我に返ったのだった。もちろん，そのとき喫茶店では火事など起きていないし，煙も立っていない。しかし，男性はそのとき，まさに火事の最中にいる感覚に襲われたのである。

34

第 2 章　トラウマについて理解する

　男性は，喫茶店で居合わせた客の手もとに見えた炎とガスの臭いを感じ取った途端，「1年前のビル火災」の最中にいるような感覚に陥った。こうしたフラッシュバックの症状は，思い出すというより，"今まさに"体験しているように感じられるもので，トラウマの再体験症状の1つである。記憶を想起するだけでなく，そのときの生理的な身体感覚も伴うのが特徴であり，この男性も見えないはずの真っ黒な煙が視覚化され，目や喉の粘膜の痛み，呼吸困難など，全身の反応が生じている。

　通常のストレスであれば，「いやだった」「こわかった」という過去形の感覚で想起される。不快な思いは忘れていないが，あくまで過去の体験であると理解している。「今は，あのときとは違う」とわかっているからこそ，「あのときは最悪だった」と振り返ることができる。ところがトラウマ記憶の場合，年月が経っても，今まさに，「いやだ」「こわい」と感じられる。過去の記憶でありながら，いつまでも過去形にならない記憶。"今"も生々しい恐怖が続くのが，トラウマの特徴である。

　男性の人生は，火災によって一変した。イライラしやすくなったのは，タバコが吸えなくなったからではない。日常は，「いつ，また危険が降りかかるかわからない」という不安に覆い尽くされた。何をしていても，あのときのように死の恐怖と隣合わせにいる気がする。職場のビルは，火災現場とは別の場所だと頭でわかっていても，「ここも危ない」という不安が拭えない。どうにも落ち着かず幾度となくタバコに手を伸ばすものの，ライターに触れることができず，そのたびにやりきれない気持ちになる。厨房の煙が漂う居酒屋からも足が遠のいた。そもそも，仲間や同僚と飲みにいく気分にもなれない。

　「自分はもはや，ほかの人とは違う気がする」という男性は，職場

で集中できず，自分でも情けなくなるほど仕事ができなくなってしまった。周囲の人にも不審がられているだろう。そう考えると，ますます疑心暗鬼になり，気にかけてくれた上司にまですげない態度をとってしまう。

焦れば焦るほど，職場で孤立していく日々。抑うつ気分が続き，眠れない夜のつらさを一人，酒で紛らわすようになった。炎に包まれる悪夢を見るので眠れない。不機嫌な様子で，酒量ばかり増えていく男性を心配した家族が「少しお酒を控えたら」とたしなめると，「余計なことを言うな！」と激高した。「誰もわかっちゃいない」「どうすりゃいいんだ……」。酩酊した頭に浮かぶのは，そんなセリフばかり。腫れものに触るように接してくる家族との関係はギクシャクしていった。そうして数ヵ月後，やせ細った男性が医療機関で受けたのは，PTSD（心的外傷後ストレス障害）とうつ病，そしてアルコール依存症の診断であった。

このように，それまで意識することなく，あたりまえのものとして感じられていた安全や安心は，火災というトラウマを体験したことによって崩れ去ってしまう。世の中は危険なところであり，いつ何が起こるかわからない。そう感じると，あらゆる労力が警戒と回避行動に費やされ，日常生活ですべきことができなくなる。トラウマを経験した人は，過去の危機のなかで生きているのである。

一方，男性の家族や同僚など周囲の人々にとっては，火災はもはや過去の出来事であり，"今"は何も起きていない現在でしかない。男性が被災したことは，たしかに大変な出来事だったと認識しているが，それ以上に「無事でよかった」という安堵のほうが大きい。安心を失った男性の体験と，安心を感じる周囲の体験には，大きな溝がある。「無事でよかった」と周囲は声をかけるが，本人にとっては決して「よかった」とは思えない。「平気そうだ」と周囲には見えるが，本人にとってはまったく「平気」ではない。本人の体験とかけ離れた感覚で，「も

う過ぎ去ったこと」「早く忘れてまえを向いて」「誰でもつらい経験が
ある」と励まされても，それがどんな善意からの言葉であれ，本人に
はまったく届かない。まして，「私はこうして乗り越えた」「こうすれ
ばいい」といった助言や指示は役に立たないばかりか，本人の無力感
を強めてしまう。この溝は，時間の経過とともにさらに深まっていく。

　「いつまで気にしているの?」——周りの何気ない一言によって，
男性の孤独感はますます強まり，周囲は彼を「怒りっぽくて，扱いに
くい」「酒に溺れる弱い人」とみなすようになる。しかし本人にとっ
ては，抜かりない周囲への警戒も，恐怖や情けなさを紛らわせてくれ
る飲酒も，悪夢を避けるための不眠も，どれも危険な日常を生き抜き，
"今"の苦痛をしのぐための対処法であり，手放せないものなのだ。

　時間が経過し，状況が落ち着いてくるにつれ，多くの人は現実で起
きたことを受け入れ始める。とはいえ，頭では「出来事があった」と
認めながらも，脳はそれについて考えたり，感じたりすることを拒否
している。出来事の記憶が欠落していたり（健忘），考えると意識を保
てなくなったりする（解離）トラウマ症状によって，出来事を想起す
ること自体が困難になる。しかし，トラウマの記憶は本当に失われてい
るのでもなければ，思い出さないようにコントロールできているわけ
でもない。トラウマの記憶は，生々しい状態のまま，処理されずに残
されている。そして，日常生活にあるさまざまなリマインダーによっ
て瞬時によみがえる。それは，本人にとって，とてもおそろしく，苦
痛な体験である。

生き延びるための対処

　トラウマを体験すると，「暴力や苦痛から逃れられることはできな

い」「人は信用ならない」「自分はダメだ」といった考えが強まる。た
しかに、"あのとき"は暴力や苦痛が永遠に続くと感じられ、"あの人"
が信用できないのも確かだが、だからといって、これからの人生でも
暴力を受け続けるいわれはないし、すべての人が信用に値しないわけ
でもない。まして、トラウマを体験したのは、その人の愚かさのせい
でもなければ、被害によってダメな人間になるわけでもない。つまり、
こうした考えは真実ではなく、何より本人にとって役に立たないもの
であるため、非機能的認知と呼ばれる。トラウマによって生じる非機
能的認知は、自分を責め、他者を退け、世の中を実際よりも危険で希
望のないものだと捉えさせる。

　トラウマによって、認知が変わるだけでなく、感情や行動にも変化
が起こる。自分の意思とは別に、いつでも生々しいトラウマ記憶が侵
入してくるような状況で生きていくには、「感じない、考えない、近
づかない」ようにするしかない。これらは、感情麻痺、解離、回避と
呼ばれるトラウマ症状であるが、本人にとっては生き延びるための対
処にほかならない。「大丈夫、覚えていない、話したくない」という
トラウマ反応でやり過ごすことは、一時的にトラウマ記憶の苦痛から
逃れる術となる。しかし、「感じない、わからない、できない」とい
う状態は、トラウマ記憶の刺激から身を守ることができても、現実的
な危険に対してはあまりに無防備である。「こわい、危ない、おかしい」
という感覚を鈍麻させると新たな危険が避けられず、結果的に、再被
害や重複被害のリスクが高まっていく。

　「やられるまえにやるしかない」と攻撃的になることも、「あんなつ
らい裏切りを味わうくらいなら、もう誰にもこころを開かない」と不
信感からひきこもることも、ついには「生きていても意味がない」と
死を選ぼうとすることすら、トラウマへの対処といえる。自分を傷つ
けるようなセックスやアルコール、ドラッグは、束の間、トラウマの

苦痛を忘れさせてくれる。まさに彼らは，生きようとして死に近づいていく。

　やがて，繰り返された対処法は習慣化し，依存（アディクション）や生きかたのクセ（パターン）として定着していく。その頃には，そもそも何が原因でそうなったのかもわからなくなり，もともとの人格や特性のせいであるかのように思われている。トラウマへの対処は"問題行動"とみなされ，「怒りっぽい人」「コミュニケーション下手」といったレッテルが貼られると，「被害にあったから」そうなったのではなく，「だから被害にあったのだ」という事実とは逆のつながりで理解されるようになる。

　トラウマという言葉は広く知られるようになったものの，それが正しく理解されているわけではない。次章では，トラウマにまつわる社会の認識を見直してみたい。

第3章

トラウマにまつわる
よくある誤解

「まさか！そんなことが」

　近年，災害や事故，犯罪などの報道では，被災者や被害者の置かれた状況に関心が向けられ，その支援についても言及されるようになった。援助職の人々が，危機介入において，トラウマを負った人に関わる機会も増えている。そこでは，支援対象者が何らかのトラウマを体験したことを前提に援助が開始される。「いまだに信じられない」と語る人に対しても，過酷な出来事があったという事実を共有しながら，援助が進められる。

　ところが，虐待やネグレクト，性暴力といったトラウマ，あるいは家族の自殺や収監といった逆境的な出来事は，本人が自発的に語らなければ，周囲には気づかれない。そのため，支援者ですら，その人に何があったのかを把握できていないまま関わっていることも少なくない。

　家庭から漏れ聞こえるおとなの罵声や幼い泣き声，子どものあざや汚れた身なりなどから虐待やネグレクトが疑われたケースでも，対応

した児童相談所の職員でさえ，子どもが死に至るリスクを把握できないことがある。家庭調査をしてもなお，深刻な暴力が見過ごされてしまう。それほどトラウマは，人々の想像や予測を大きく超えたものといえるかもしれない。

さらに一般には，こうした出来事の深刻さがいくら報じられても対岸の火事とみなされやすく，身近に起こりうるものという実感とはかけ離れているのが実情だろう。誰でも，自分は「安全な世界」にいると信じていたいし，自分に危険が及ぶ可能性は（ゼロではないと知りながらも）とりあえず考えないようにして今を生きている。そのため，自分が拠りどころにしている「安全な世界」を揺るがすような出来事を見聞きすると不安になり，「まさか！ そんなことがあるわけない」と否認する。否認は，典型的な防衛機制の1つである。

出来事を体験した本人もトラウマを否認し，トラウマを語ることを回避するため，事実はいっそう見えにくくなる。周囲も「そこまでひどくはないのだろう」と期待して，事態を過小評価してしまう。「しばらく様子を見ましょう」といった経過観察という名目の放置は，支援者が起こしやすい回避反応ともいえる。

こうした社会の否認を打ち破ってきたのが，トラウマを受けた当事者の声である。不適切な養育（マルトリートメント）によって生きづらさを感じている人たちが，虐待的な支配や情緒的ネグレクトをする親を「毒親」と呼び，親子関係における暴力を指摘したり，セクシュアルハラスメントを受けた人がみずからの被害を開示する「#MeToo」運動が，社会に蔓延する性暴力を顕在化させる大きな契機となっている。

その一方で，男児や男性への性暴力はいまだに「まさか」と思われやすく，十分な認識に至っていない。相談機関でも，男性被害者に向けた援助サービスの提供は限られている。2017年の刑法改正によって男性へのレイプ（強制性交等）が犯罪被害として明記されたにもかかわ

らず，支援対象者として，男性はほとんど想定されていないといえる。

　実際には，男児への性暴力や男性に対する性的強要，ハラスメント
は決して少なくない。にもかかわらず，社会の関心が向けられないばかりか，「男のくせに」「大したことではない」と軽んじられやすい。男性の性被害に対する軽視には，「女のような扱いをされた」という性差別と，「男ならどんな性的行為でも喜ぶものだ」というジェンダーに対する偏見が混在している。セクシュアルマイノリティに対する性暴力も同様に，性暴力を受けたというトラウマに差別や偏見にさらされるという二次被害が重なり，より深い傷つきをもたらす。

　家族の自殺や収監といったトラウマを伴う喪失体験も，社会においてタブー視されやすく，語られにくい。耳を傾けなければ，被害者の「声なき語り」は聞こえない。表面化していないトラウマは，まだ，たくさんあるはずだ。

「元気そうに見える」

　つらい出来事を体験すると，人は落ち込み，悲しむものだと思われている。多くの人は，自分自身の経験をもとに他者の心情を理解しようとする。自分の思いを相手に重ねて共感するのは，自然なことだ。トラウマといえども，想像力を用いて相手の状態を理解しようとすることは不可能ではない。

　しかし，トラウマは通常の方法では対処できない出来事であり，その影響は一般的なストレス反応とは大きく異なる。強すぎる痛みは感じられなくなり，大きすぎる苦痛は自覚できなくなる。トラウマの衝撃による過覚醒は，活動力を高め，気分を高揚させる。数日間，眠れなくても平気，食べられなくても大丈夫。実際には，感覚や感情の麻

痺によって痛みや疲労を感じられなくなり，警戒心から落ち着いていられないだけなのだが，周囲にはその姿が落ち込んでいるようには映らない。こうした状態がまさにトラウマ反応であるにもかかわらず，本人はもとより周囲も「元気そうに見える」と安堵する。

　過覚醒や感情・感覚の麻痺によって「元気そうに見える」状態は，被災地の避難所などでしばしば観察されるものだ。もちろん，本当に元気なわけではない。やがて，急激な疲労と倦怠，抑うつ感にみまわれ，目をそむけてきた現実に直面して絶望感に襲われる。人のつらさは，必ずしも涙で表されるものではない。

　とはいえ，その人が被災者だとわかっていればこそ，活動的な振る舞いが過覚醒の症状である可能性に思い至ることもできる。しかし，日常生活のなかで出会った場合はどうだろう。たいていの人は，自分の過去のトラウマを隠して（あるいは自覚することなく）生きている。落ち着きのない振る舞いを見て，「性格」でもなく，「ADHD」でもなく，「トラウマによる過覚醒」かもしれないと考えるには，トラウマの知識が不可欠である。

　たとえば，小学校で死んだウサギをまえに泣いている子どもと無表情なまま立ちすくむ子ども。通学途中に性被害を受けて，泣いている生徒と平然としている生徒。突然のがん告知に，泣き崩れる患者と笑い飛ばす患者。人のつらさは涙だけで表されるものではないと頭で理解していても，とっさに手を差しのべてしまうのはどちらだろう。トラウマの影響を認識するには，さまざまな苦痛の表れかたを理解している必要がある。

「男性がこわくなるに違いない」

　ある中学校に，「義父から性的虐待を受けていた」という申し送りとともに，女子生徒が転入してくることになった。受け入れにあたり，学校ではこの生徒への対応を検討した。おそらく生徒は男性をこわがるだろうと考えた学校は，女性教員を担任にした。男子生徒が近くにいる状況も不安に感じるかもしれないので，ほかの女性教員が副担任として学級の様子を見守ることにした。いざというときは保健室で休めるように，養護教諭もこころづもりをして備えていた。

　ところが，転入してきた女子生徒は，男子生徒や男性教員をこわがるどころか自分から近づいていき，警戒心がない様子。ベタベタと馴れ馴れしい態度をとるのが目にあまるほどであった。拍子抜けした教員らは「もう，すっかり気にしてないようだ」と思い，支援体制は不要と判断した。むしろ，「あんなに隙のある態度だから，義父とのあいだに間違いが起きたのでは」という見方が強まり，支援よりも指導の対象とみなされるようになった。

　性的虐待や性被害を受けた子どもに対応する際，子どもの負担や苦痛に配慮しようとする学校や支援機関が増えている。申し送りの内容をもとに，できるだけ子どもが不安や緊張を感じないよう，受け入れ体制を整えようと準備する。

　対応する教職員は，「性虐待を受けたらどうなるだろう」と想像力を働かせる。家族から性的虐待を受けるなんて，その体験はおそろしく苦痛なもので，加害者と同じ性別である男性をおそれるようになるに違いない。事実，これまでに教職員が対応した「見知らぬ人からの

性被害」のケースでは，被害生徒がショックを受け，男性への警戒心が高まり，気分が悪くなったり，男性や男子を避けたりするようになっていた。同じように，性的虐待を受けた生徒にも，こうした面を配慮していくとよいだろう。むしろ，家族が加害者であったことで，これらの症状はより重く，生徒の具合も悪いかもしれない，と。

　ところが，実際に会った子どもは，そうした教職員のイメージと異なる姿を見せる。予想とはまるで正反対のような態度に，学校側は，驚き，戸惑う。そして，「この子がおかしい」と思ってしまうのだ。

　一口に性被害によるトラウマといっても，幼少期の出来事と思春期以降に体験したものでは，さまざまな違いがある。また，加害者が身内なのか，見知らぬ人なのかによっても，被害の状況や影響は異なる。

　成長してから見知らぬ人によって振るわれた性暴力は，突然の出来事であり，加害者の行為には恐怖や嫌悪しか感じられないものだ。安全感や安心感が失われ，不安と警戒が高まるため，男性を避けたり，被害現場に近づけなかったりする回避症状が表れるのが一般的である。

　一方，幼少期に身近なおとなから性的虐待を受けた子どもは，男性との距離感が近く，ベタベタして，性的にあけすけな態度をとることがめずらしくない。性的虐待の多くは，子どもにとって，恐怖よりも混乱をもたらすものである。自分の体験について「何かおかしい」「いつもと違う」「ちょっと変」と違和感を覚えても，からだや性器を触ってくる相手の行為がいけないことだとは教えられていない。そもそも，子どもというのは，おとなとの触れ合いを求めているものである。「高い，高ーい」とからだを持ち上げられたり，脇をくすぐられたりするような，少しこわくて，ちょっと不快な感覚に興奮する。自分が知っているおとなを疑うことがないし，たとえ「いやだ」と感じても，子どもには断る選択肢もなければ，逃げ場もない。そのため，性的虐待を受けた子どもは，混乱しながら，その状況に適応するしかないので

ある。

「おまえのことが好きだから」「これはおかしなことじゃない」「二人だけの秘密だよ（誰にも言ってはいけない）」という加害者の言葉を聞きながらからだに触れられてきた子どもは，愛情や信頼は性的接触とともに得られるものだと思い込んでしまう。性的虐待を受けた子どもが，親しくなりたい相手に触れようとしたり，相手の関心をひくために性的なアピールをしたりするのは，それまでに学んできた「人との関わりかた」ともいえる。イライラや不快感をマスターベーションやセックスでなだめようとするのも，「からだとの関わりかた」として身につけてきた方法である。

やがて思春期を迎え，加害者の行為が性的虐待であったことに気づくと，「自分はほかの子と違う」「自分のからだは汚れている」という考えに苛まれるようになる。自己否定的な気持ちから自暴自棄な性行動が増えたり，「タダでやられるくらいなら，お金をもらえるほうがいい」と売春行為をしたりすることもある。加害者に裏切られたという思いだけでなく，加害者に懐いていた無邪気さや自分自身も快感を覚えたことに対して，自分のからだにも裏切られたように感じている。

こうした子どもにとって，性はまさに武器のようなものである。自分を傷つけ，他者をコントロールするための強力な手段としての武器。子どもの「馴れ馴れしい態度」や「あけすけな言動」は，節操のなさや奔放さといった道徳観の欠如によるものではない。性の価値観の混乱や行動化は，こころのケガによる影響として認識すべきものである。

「トラウマは人を強くする」

親からの虐待や指導者からの体罰を受けて育った人のなかには,「当

時はつらかったが，今となってはありがたい」と振り返る人がいる。幼少期に見知らぬ男の家に連れ込まれ，性器を触られたという男性は，「最初はおそろしかったが，ゲイである自分の性を目覚めさせてくれた」と笑顔をみせながら語った。愛情や熱意さえあれば，それは体罰ではなくしつけや指導であり，子どもの力を伸ばすためには，ときには手を上げることもやぶさかではないという指導者の声や，それを望む保護者の意向も依然根強い。

　出来事に対する感じかたや受けとめかたは人それぞれであり，すべての苦痛が人に害を与えるわけではない。しかし，暴力を正当化し，加害者の行為を肯定的に捉えようとする対処は，実際には「そう思うしかない」という選択肢のなさを示すものである。

　たしかに，過酷な経験を糧に大きな成長を遂げる人もいる。悔しさや苦しさをバネに頑張った体験や，あとから思い返せばよい思い出に感じられるような困難は，誰もが経験しているものだろう。ストレスや困難は人生につきものであり，それゆえに人は成長し，人生は豊かになる。では，それと同じように，トラウマも人生を豊かにし，「よい思い出」になるのだろうか。

　「涙の数だけ強くなる」といったフレーズが一般に受け入れられるのは，多くの人に思いあたる経験があるからかもしれない。そして，それは真実でもあるのだろう——つらい気持ちを語れる場所があり，涙を流せて，それを受けとめてくれる相手がいたならば。重要なのは，トラウマ体験を重ねることではなく，心情を吐露し，傷ついた自分を受け入れてもらえた体験が積まれることである。しかし，トラウマを負った人の多くは，苦しみや混乱を一人で抱え，感情を抑圧しながら生きている。涙でつらさが測れないのは，涙を流すことすらできないつらさがあるからだ。

　人は，一人では回復しない。トラウマが人を強くするのではなく，

他者とのつながりを感じることがトラウマを負った人に力を与える。トラウマによって壊された安全や信頼，生きる希望を再構築するには，他者との関わりのなかで，再び安全や信頼，希望を獲得していくしかない。トラウマが「よい思い出」になるのではない。つながりのなかで歩む回復への道のりが，人生を豊かにし，「新たな思い出」をつくりだしていくのである。

第4章

トラウマが
発達に及ぼす影響

爆弾か，ウィルスか

　トラウマとは，実際にまたはあやうく死ぬ，深刻なケガを負う，性
暴力を受けるといった精神的衝撃をもたらす体験と，それによる特徴
的なストレス症状群をいう。この定義は，米国精神医学会の『精神疾
患の診断・統計マニュアル (DSM)[2]』における「心的外傷後ストレス障
害 (PTSD)」によるものである。PTSD という診断名が登場した 1980
年の第 3 版から現行の第 5 版まで少しずつ改訂されているが，いず
れもトラウマは生死に関わるような深刻なストレッサーに限定されて
いる。加えて，年齢不相応の性的体験もトラウマになりうることが記
載され，小児期逆境体験 (ACEs) に関する研究（第6章参照）からも，幼
少期の被害や家族の機能不全の影響が長期に及ぶことが明らかにされ
ている。

　このように，トラウマは，自然治癒をもたらすレジリエンス（復元力）
が機能しないほどの衝撃的な体験を指す。それは，いわば爆弾のよう
な破壊力をもつ。あるいは鈍器や鋭利な刃物のように，一撃で致命傷

を与えるものである。犯罪や事故，災害に巻き込まれるという出来事は，突然，人生に爆弾を投げ込まれたかのような非日常的な体験であり，生活を一変させる。あたりまえのように感じられていた安心感や安全，他者への信頼感が木っ端微塵に砕け，失われたものは二度と戻ることがない。

　いつ爆発するかわからない時限爆弾のような DV やいじめの場合，被害者は何もされていないときでさえ「いつ何が起こるかわからない」「今度こそ殺されるかもしれない」という恐怖に怯え続ける。しかし，外からは平穏な日常に見えるし，「何もしていない」という加害者の弁明も正当化されやすい。そうして罪悪感から免れた加害者がますます支配的になっていくのに対し，被害者は，爆弾とともに過ごす緊張感のもと，どんどん無力化されていく。

　一方，虐待やネグレクトといった幼少期のトラウマは，わかりやすい爆弾とは異なり，子ども自身もそれが脅威であると認識できない。虐待が起きている家庭で育つ子どもにとって，その体験は非日常ではなく，日常にすぎない。それがどれだけ有害なものかに気づかぬうちに，じわじわと子どもの心身を蝕んでいく。コンピューターウィルスのように，子どもの生きかたに侵入していくのである。

「マザーボード」を壊すトラウマ

　幼少期のトラウマが発達に及ぼす影響をコンピュータ（PC）に喩えたサンドラ・ブルームは，次のように説明している[3]。

　PC も人間も，ともにハードウェアとソフトウェアをもっている。PC のハードウェアが，ハードドライブやデバイス，マザーボード（回路基板）であるのに対し，人間にとってのそれは，遺伝子，細胞，脳で

ある。これらのハードウェアは，ソフトウェアなしには機能しない。たとえばPCならば，WindowsやMacOSのソフトウェアを備えてこそ，ワープロや表計算のアプリを動かすことができる。

　では，人間にとってのソフトウェアは何か。それは，健全なアタッチメント（愛着）である。遺伝子や脳は，アタッチメントによって起動する。養育者の安定した関わりというアタッチメントがあってこそ，人間が備えている"母なる基盤"のマザーボードが機能するのである。アタッチメントによって，自分自身が守られるべき大切な存在であるという感覚を身につけ，苦痛や不安を養育者になだめてもらいながら，さまざまな感情を育んでいく土台が形成される。そして，人とどのように関わっていくかという"生きかた"の基本ソフトがインストールされる。

　こうした生きかたの雛形になるのが，アタッチメントを提唱したジョン・ボウルビィの言う「内的作業モデル（Internal Working Model：IWM）[(4)]」である。安定したアタッチメントによって，自分は愛される価値のある存在だと確信し，他者や世界へ信頼を寄せるIWMを基本ソフトとして内在化した子どもは，その信念と自信をもとに，さまざまな危機を乗り越えることができる。

　しかし，コンピューターウィルスが，PCのシステムそのものに損傷を与え，やがてPCの機能全体をダウンさせるのと同じように，人間にとってはトラウマというウィルスが，学習や情動マネジメント，記憶といったアプリケーションに悪影響を及ぼす。ウィルスの性質や特徴によって，すぐにも生命機能を失わせるようなトラウマもあれば，数年にわたって体内に潜伏し，生体システムを攻撃しながら社会適応や共感能力，判断力といった特定のアプリケーションを阻害し，やがてシステムの機能全体を破壊していくようなトラウマもある。

　人生の初期に養育者と安定したアタッチメントを経験していること

は，購入直後の PC にウィルス対策ソフトをインストールしておくようなものである。それによって，その後の人生におけるさまざまなウィルス（トラウマ）の侵入を防ぐことができる。すべてのウィルスから子どもを守ることはできないが，アタッチメントが築かれていれば，養育者はウィルスとなる出来事にいち早く気づき，子どもをケアすることで，子どものレジリエンスを高めることができる。一方，不安定で，暴力的で，子どもを守りきれない家庭は，ウィルスの侵入を許しやすく，子どもへのダメージもより深刻なものになる。

　虐待やネグレクト，逆境的な環境は，それ自体がトラウマとなるのに加え，子ども自身が本来もっている機能を損なわせるものでもある。その機能不全が，トラウマにさらされやすくなるリスクを高めていく。マザーボードそのものが損傷すると，自他に対する認識が歪み，いくら新たな体験や関わりを重ねたとしても，適切に学習することが難しくなってしまうからだ。

アタッチメントの形成不全

　保育所に通うある男児の"かんしゃく"に，担当の保育士は，ほとほと手を焼いていた。入所したばかりの頃は，ほとんど言葉を発することなく，物かげに身を潜めているばかりで，遊びや活動に誘い出すのに苦労したところはあるものの，手がかかることは少なく，むしろ「おとなしい子」として気にかけていた。毎朝，保育所に送り届ける親と離れるたびに泣いているほかの園児に比べると，男児は新しい環境に物怖じすることもなく，スムースに保育所の生活に馴染めたようだと認識されていた。

　ほかの園児たちとのトラブルが頻発するようになったのは，入所

して数ヵ月経った頃であった。遊んでいる園児を突然，突き飛ばしたり，玩具や文具を投げつけたりする。また，ほかの園児の作品をめちゃくちゃに壊したり，昼食をひっくり返したりすることもあった。

保育士たちは，その都度，泣き叫ぶほかの園児たちをなだめながら，飛び出した男児を追いかけ，部屋に連れていった。「頭ごなしに叱らない」という保育の方針を実践するため，保育士たちは「そんなことをしたら，先生は悲しいよ」と気持ちを伝えようとするのだが，男児は無表情のまま固まっていたり，疲れ切るまで泣きわめいたりする。ほかの保護者からもクレームが出るようになり，保育士のなかにも「ほかの子の安全のためにも，暴れなくなるまでは登園を見合わせてもらうべきだ」「もっと厳しく叱らないと，あの子にはわからないのでは」という声が上がり始めた。

ほかの園児を"突然"突き飛ばしたように見えた男児であるが，出来事の前後の状況を整理すると，ほかの園児が男児の担当保育士に近づいたり，甘えたりしているときに，そうした行動が起こりやすいようだった。男児の"かんしゃく"の背景には，大好きな保育士がとられてしまうという不安や嫉妬があるのではないか。彼が暴れるのは，担当保育士への甘えかもしれない。まずは，男児の気持ちをしっかり受けとめて，満たしてあげなければ。こうした保育所での話し合いの結果は，職員たちにとって妥当なものに思えた。男児に手を焼いていた職員にとっては，早く"かんしゃく"をやめさせたい焦りもあったが，男児の思いに沿った支援計画を立てることに異論のある職員はいなかった。

「でも……」と，担当の保育士は，この方針に違和感を抱いていた。彼女は困惑した様子で続けた。「あの子，私に甘えているようには思

えないのですが……」

　初めて親もとを離れて保育所での生活を送る子どもたちは，最初の
うち，不安や緊張を感じながらも，次第に特定の保育士や新しい環境
に慣れていく。保育士を母親代わりにして抱っこや接触を求め，保育
士との関係性を安全基地にしながら探索行動をとり，まなざしのなか
で活動範囲を広げていく。甘えとは，子どもが保育士に寄せる信頼で
あり，保育士もまた，子どもの「見ててね！」「ちゃんと見てる？」と
いう要求に応える手ごたえを得ることができる。甘えとは相互作用で
あり，そこには双方の感情体験が伴っている。

　ところが，この保育士には，自分が男児に甘えられているようには
感じられなかった。もちろん，担当として男児と過ごす時間は長く，
関わりも多いものの，互いの交流はどこか表面的で，なんとなくよそ
よそしい感じがする。表情のない顔で長時間ボーッとしていたかと思
えば，精根尽きるまで泣きわめいたりする。保育士に甘えたいがため
の"かんしゃく"とは思えなかったのだ。

　母親に精神疾患があり，安定した養育を受けられなかった男児は，
抱っこも食事も入浴のタイミングも母親の体調次第。安心して甘えら
れる対象はおらず，安全基地がない。保育所という新しい環境も，混
沌とした見通しのきかない世界の一部にすぎず，安全基地を離れる不
安やこわさもない。当初，スムースに保育所生活に移行できたように
見えた男児の振る舞いは，養育者とのアタッチメントの乏しさを表し
ていた。しかし，そうした男児の寄る辺なさは，外からは見えにくい。

　保育所での生活や保育士との関わりを重ねるうちに，少しずつ男児
に感情の動きが生じてきたのは，男児の成長を促した保育の成果とい
える。しかしそれは，男児にとっては大きな混乱を引き起こすもので
もあった。胸がワクワクするような，心臓がドキドキするような，お
尻のあたりがムズムズするような，こころがギューッとしめつけられ

るような，頭にカッと血がのぼって全身が震えるような……感情が動くときは，こんなふうにからだ全体が反応する。これは男児にとって初めて味わう体験で，戸惑いを覚えるものだった。

　本来，感情に伴うからだの反応をなだめてくれるのが，アタッチメントである。乳幼児が，空腹や痛み，不快感を訴えて泣くと，養育者はすぐにその苦痛を取り除き，からだをさすり，抱っこしながら，「もう大丈夫」と言葉をかける。アタッチメントによって，子どもは自分が愛されているという感覚を得るとともに，誰かになだめてもらうことをとおして，自分自身をなだめる方法を学んでいく。

　保育士とのアタッチメントが少しずつ形成されるにつれ，男児は不安や緊張，さみしさといった感情を感じられるようになっていった。しかし，本児にとって，感情に伴う身体感覚にはなじみがなく，それをなだめるすべもない。どう表現してよいかもわからず，ボーッとしたり，泣き叫んで感情を表すしかなかったのである。

　逆境的な環境で生きてきた子どもにとって，安全な生活や安定した関係性は，初めて体験するものであり，しばしば脅威と感じられる。安心したり，大事にされたりすることに慣れていない子どもは，他者との信頼関係が築かれてきたときにこそ不安を覚える。なじみのないものへの緊張，そして失うことへの恐怖。そのため，アタッチメント対象である保育士に対して，回避したり，しがみついたりするような極端な反応を示したのだった。

トラウマによる社会的学習

　子どもにとって学習とは，日々の生活のなかで見聞きし，体験するという経験の積み重ねである。養育者による世話やしつけ，子ども自

身の探索行動，ままごとやお医者さんごっこなどの模倣遊び，家族やさまざまな人とのやりとりをとおして，子どもは社会のしくみと生きかたを学ぶ。これを社会的学習という。

　逆境的な家庭で育つと，子どもは排除や暴力，支配があたりまえという社会を学び，その状況を生き抜くための“生きかた”を身につける。ルールは破られるもの，期待は裏切られるもの，人は信じられないもの，自分は価値のないもの，感情は苦痛なもの，性は汚いもの——こうした社会的学習によって，ルールの逸脱，絶望や不信感，自己否定感，感情鈍麻，ネガティブな性のイメージが習得される。トラウマは，学力や知的能力の面に限らず，社会的学習も歪めてしまう。

　幼少期にトラウマや逆境を経験した子どもは，典型的な PTSD 症状を示すよりも，発達全般の問題がみられやすい。精神・神経，身体感覚，認知，情動，対人関係，学習など，いずれも子どもの全人的な成長に不可欠なものであるが，トラウマはそのバランスを崩し，成長全体を阻害する。トラウマの影響は胎児期から始まり，胎内でストレスや害となる物質（タバコやアルコール，薬物など）にさらされた子どもは，脳の発達が阻害され，物質乱用やメンタルヘルスの問題，学校不適応，非行などによって少年司法の対象になりやすくなることが指摘されている。(5)

　子どもの場合，トラウマ症状が生活全般に影響を及ぼしやすい。たとえば，不安や警戒心による過覚醒，フラッシュバックによる悪夢の回避から不眠症状を示す子どもは多いが，成長期の子どもにとって，十分な眠りが確保されないことは，それだけで発達や成長に深刻な影響をもたらす。眠れないことで，食欲不振や体調不良が起こり，集中力を保てなければ，学力は低下する。友人関係のトラブルが重なれば，学校に通う意欲はさらに失われ，昼夜逆転の生活や不登校に至りやすくなる。

虐待やネグレクトなど，家庭内のトラウマから子どもが逃れること
は難しく，症状への対処法も限られている。そのため，不眠症状に対
して，夜遅くまでゲームをするとか夜遊びに出かけるといった対処法
をとらざるをえない。しかし，そうした行動は，親の叱責と制限をさ
らに強め，家庭での居場所がますます失われていく。そして，家庭か
ら逃れて出会った同じような仲間たちから，新たな対処法を学習する。
苦痛をまぎらわすための自傷行為や物質乱用，強さや怒りを示すため
の暴力や暴走，孤立感をやわらげるためのセックス。これもまた，ト
ラウマを体験した子どもたちの社会的学習である。

　しかし，トラウマから逃れるための対処法が新たなトラウマとなり，
どんな相手ともトラウマティックな関係に陥ってしまう。なぜ，その
ようなパターンが繰り返されるのか。次章では，このトラウマティッ
クな関係性の再演について見ていこう。

第5章
トラウマティックな関係性の再演

「安全」がこわい ── 被害者にとっての再演

　父親の DV と虐待から逃れ，母子で転居してきた男児を受け入れることになった小学校では，男児の心情や行動を理解しようと努めていた。転入からしばらくして学校に慣れてきた男児が授業中に動き回ったり，暴言を吐くようになったりしても，教員たちは想定内のこととして受けとめ，「腹が立っているみたいだね」と声をかけながら，男児が落ち着くまで様子を見守るようにした。当初，教員のなかには「男児への甘やかしではないか」「かえって調子に乗るかもしれない」と懸念する人もいたが，自他を傷つける行動だけは制止するという方針を明確にして，教員が一律の対応をとり続けたことで，次第に男児の行動は落ち着いていき，教員たちも一定の成果を実感していた。

　そのなかで，担任は，周囲に言えない思いを抱えていた。たしかに，男児の教室での様子は改善しているが，担任と二人になる場面では，男児は相変わらず暴言を吐くし，むしろエスカレートしてい

る気がする。ほかの教員のまえでは機嫌よさそうに過ごしている男児を見ると，自分に向けられる辛辣な言葉がいっそうつらく感じられる。自分だけがうまく対応できていないのかもしれない……。そう思うと，同僚にも相談できず，男児の顔を見るのも苦痛になっていった。

　担任のビクビクした態度やうんざりした気持ちをまるで見透かしているかのように，男児は「仕事，辞めたら？」「本当は，僕のことを殴りたいくせに」と"うすら笑い"を浮かべて近づいてくる。担任は，頭のなかで「この子は，おとなの愛情を確認しているだけだ」「挑発に乗ってはいけない」と繰り返し，こみあげる苛立ちや嫌悪感をなんとか抑えていたが，ふと「小学生相手に，何を必死になっているんだ」と思った途端，何もかもバカバカしくなり，気づくと男児の首筋をつかんで廊下の壁に押し当てていた。

　頭が真っ白になり，自分の発した罵詈雑言は覚えていないが，目のまえの男児が「ほら，やっぱり」と言わんばかりの表情で自分を見ていた目つきだけが記憶に残っていた。

　トラウマの影響を受けている人の世界観は，「また危険なことが起こるに違いない」「誰も信用できない」「自分は愛されていない」という非機能的認知に基づいている。危険な状況を危険と捉えるのは機能的な認知だが，何も起きておらず，むしろ安全な場面でさえも危険だと認識するのは非機能的認知であり，トラウマ反応である。さらに，そうした非機能的な認知を"現実"にしようとする無意識の行動化が起こる。これをトラウマの再演（reenactment）という。

　DV家庭で育ち，父親から虐待を受けていた男児にとって，転入先の学校は教員たちが温かく受け入れてくれる安全なところであった。しかし，安全かもしれないと思うたびに「本当なのだろうか」「信じ

ていいのか」という疑念が浮かぶ。——大丈夫そうだけれど，油断してはならない。気に入らなければ，殴るのだろう。先生に甘えたら，拒絶されるかもしれない。いい人に見えても，裏の顔があるはずだ。だって，こんな自分が愛されるわけがない！

「危険－安全」「不安－安心」「不信－信頼」「敵－味方」……こうした2つの世界観のあいだを揺れ動く男児の気持ちは，本人にとって“どちらも地獄”の二重拘束（ダブルバインド）である。危険な場所はこわいが，うかつに安全を信じるのはもっと危険。人は信用できないし，信頼したらいつか裏切られる。相手が敵なら攻撃しなければならないし，味方かどうか試すためにも打って出なければならない。

引き裂かれそうになる苦痛から解放されるために，「自分は愛されない」「おとなは暴力を振るうものだ」という非機能的認知を現実にしてみせるのが再演である。不確実な安全に怯え続けるくらいならば，確実な危険のほうがマシ。たとえ，それが暴力を招くものであっても，何が起こるかわかっているほうが安心なのだ。こうして，無意識のうちに相手からの暴力を引き出してしまい，再トラウマ（re-traumatization）を受けることになる。予測不可能でコントロールできないトラウマに対して，トラウマを自分から招くかのような再演という行動化は，わずかでも自分が状況をコントロールすることで無力さから逃れるための対処法ともいえる。

「暴力を振るう－暴力を振るわれる」「支配する－支配される」「搾取する－搾取される」といった関係性は，いずれもパワーが乱用されたトラウマティックな関係性である。こうした非対等で暴力的という特徴をもつトラウマティックな関係性のパターンに陥るのも再演といえる。

たとえば，誰かと目が合っただけで，「また殴られる！」と思い，とっさに身構えたり，「バカにされた」と捉えて，怒り出したり萎縮した

りするときは，視線が向けられたという（何の危険性もないはずの）状況が
リマインダーとなり，その瞬間，頭のなかには「殴られた」「バカに
された」という過去のトラウマの場面が浮かんでいる。そのときには
できなかった反撃をすることもあれば，あのときと同じようにやられ
てしまうこともある。リマインダーをきっかけとして，「暴力を振る
う－暴力を振るわれる」というトラウマティックな関係性が，なじみ
のあるパターンとして無意識のうちに再演されているのだ。

　性的虐待を受けてきた人は，視線が向けられただけで（何も言われてい
ないのに）「からだを求められている」と思うことがある。次の瞬間に
は，解離を起こして無防備なままに性被害を受けてしまったり，性的
なモードに切り替わって，まるで自分から求めたようなかたちで性被
害を受けていることもある。再演によって再被害が重なると，トラウ
マティックな関係性のパターンはさらに強化されていく。

　再演というリスクのある行動を繰り返していると，周囲からは心配
されるどころか，自業自得だと非難され，呆れられることにもなる。
この周囲の蔑みの反応を引き出すことこそが，まさにトラウマの再演
である。「どうせ，私は汚れているから」といった非機能的認知を現
実にすることで，自分の否定的なアイデンティティを保とうとするの
である。

　「おとなは信用できない」という非機能的認知を試すために担任を
挑発した男児の「ほら，やっぱり」という得意げな表情には，安堵と
絶望が入り混じっている。

「安心」できない ── 支援者にとっての再演

　それまで辛抱強く男児に関わり続けてきた担任が，ついにはパワー

を行使して男児に手を上げてしまったのは，どんな理由であれ，体罰にほかならない。しかし，担任の暴力は，それまで溜め込んでいた怒りが爆発したという単純な図式では捉えられない。

たしかに，担任は男児の挑発的な行動に苛立ちを覚え，同僚の理解が得られないという孤立感のなかで，ストレスを高めていたのは間違いない。男児の暴言や操作的な態度にさらされながらも，男児の過酷な過去を受けとめようとしたことによる無力感から生じた反応でもあろう。

だが，そもそも男児の言動を挑発と捉え，同僚に対して羨望・断絶を感じ，自分の怒りや怯えを否認していたのは，担任自身のトラウマ反応ともいえる。男児の暴言によるトラウマだけではない。それまでの人生で形作られてきた暴力や関係性に関する価値観が，担任の認知や行動に影響している。

支援者が，対象者のトラウマについて理解することに抵抗を感じ，「何でもかんでもトラウマのせいにするな」と個人に責任を負わせようとしたり，「わざわざ扱う必要はない」とトラウマを受け流したりするのは，それまで支援者がさまざまなトラウマや逆境を体験するなかで獲得してきた信念や信条——たとえば，「誰だってつらいことはある（だから弱音を吐いてはいけない）」「自分はこれまで乗り越えてきた（苦難には打ち克たなければならない）」——を自分に言い聞かせ，トラウマを否定・否認するからである。こうした信念は，前向きで生産的な面もあるが，トラウマの影響を「大したことではない」と最小化するものでもある。自分のつらい気持ちを抑圧し，現実から目をそらそうとする面もある。

また，支援者が無力感や絶望感に陥り，「誰も助けてくれない」といった孤立無援感を抱いているときも，「私には何もできない」「どうしようもない」と感じやすく，支援から撤退してしまいやすい。これも，トラウマについて「話しても無駄」「なかったことにするしかない」

と考えることによる，否認の行動化である。

　目のまえで起きた出来事に対し，支援者自身が過去の体験を想起し，トラウマにまつわる信念に基づいて反応してしまうことで，トラウマティックな関係性が再演されてしまうこともある。

再演が引き起こす再トラウマ

　トラウマの影響を受けた人たちと関わる臨床現場では，支援者による体罰や虐待，あるいは放置（ネグレクト）といった不適切な対応が起こりうる。これらはさまざまな要因によって生じるものであり，支援者の人格や力量といった個人的な要因だけでは説明できない。しかし，実際には，なぜそうした事態が生じたのかといった検証が不十分なまま，職員個人への指導や処分で終わってしまうことが少なくない。

　支援者が，対象者に対して威圧や暴力を用いたり，関わりを避けたりするのは，業務のなかでトラウマにさらされた支援者が，自分自身の過去のトラウマティックな関係性を再演しているとも考えられる。そして，そのような支援者の再演が，対象者にとってのリマインダーとなり，対象者のトラウマ反応をますます強めてしまう悪循環が生じる。再演は再トラウマを引き起こし，トラウマティックな関係性が維持・強化されていく。

　組織のなかで再演が起こると，支援者同士が分断され（スプリッティング），集団がバラバラになっていく。トラウマの影響は個人の問題にすぎないと矮小化され，組織的な対応は見送られやすい。これでは，トラウマ臨床の現場でありながら，トラウマに鈍感な組織になってしまうことにもなりかねない。

　支援者や支援組織は，支援のなかで起きているトラウマの再演に気

づき，閉ざされた関係性を安全な方法で開いていく必要がある。再トラウマを与えないためには，支援関係におけるトラウマの影響を理解することが不可欠である。

　続く第Ⅱ部では，トラウマインフォームドケアの実際について，実践例を挙げながら説明したい。

第Ⅱ部

トラウマ
インフォームドケアを
理解し，実践する

Understanding
and Implementing
Trauma-Informed Care

第6章
公衆衛生としての
トラウマインフォームドケア

まず「井戸」を見よ

　機嫌よく話していたと思ったら，突然，ふてくされた態度で「最
悪！」と叫ぶ子ども。たちまち部屋には不穏な雰囲気がたちこめる。
別の部屋からは大きな物音が聞こえてきて，向こうでも何かトラブ
ルが起きたらしい。慌てて駆け寄ろうとする職員にはおかまいなし
に自分の話を続けてくる子どもや，ベタベタと職員にまとわりつい
てくる子ども。「ちょっと待ってて」と声をかけて引き離そうとす
ると，今度はそちらの子どもがぐずりだす。

　あちこちの子どもの様子を気にかけながら，職員の頭のなかは，
次にやらなければならない仕事のことでいっぱいだ。夜勤のシフト
に入っている日は，気が重い。不調を訴える子どもの手当や寝室の
巡回。「何も起こりませんように……」。気の休まらない夜が明ける
と，業務記録や申し送りに追われて，あっという間に昼になる。

多くの児童養護施設で，こうした光景が繰り広げられているのでは

ないだろうか。すぐにキレたり，誰彼かまわず甘えてくる子ども。「どうしたの？」と気持ちを尋ねても，「ウザい」と鬱陶しがるか，「別に……」と黙り込む。ちょっとしたことで暴れたり，自分を傷つけようとしたりして，いつも感情は不安定。他者非難と自己中心的な言い分を繰り返すので，施設や学校ではトラブルばかり。職員が何度指導をしても，ちっとも効果がみられない。暴言や暴力，自傷，万引き，性問題行動などをきっかけに，なんとか医療につなげたり，カウンセリングを受けさせたりしようと職員も必死で対応しているが，社会資源も足りなければ，きりもない。職員は疲弊し，何もできない無力感だけが募っていく。

　児童福祉の現場は，職員の熱意と意欲に支えられていると言っても過言ではない。どんなに過酷な状況でも，「子どものために」という一念で動く情熱と，「子どもが好き」という純粋な思いが，困難を抱える子どもたちのために働く原動力になっている。多くの職員は，目のまえにいる子ども一人ひとりに真剣に関わろうとしている。

　そうした子どもへのまなざしを，少し別の方向へ向けてみよう。

　米国の小児科医ナディン・バーク・ハリス[7]は，地域の子どもたちの健康格差をなくすために尽力し，ワクチン接種や喘息の入院率において大きな達成を遂げた。ところが今度は，子どもたちが続々とADHDで病院に送られてきたのだ——しかも，丁寧に診断してみると，そのほとんどがADHDではなかったのにもかかわらず。落ち着きのない子どもたちが，なぜこんなにたくさんいるのだろう？　ハリス医師は，問いかける。「同じ井戸から水を飲む100人の子どもたちのうち98人が下痢をしているなら，医師であれば，まず何をすべき？」。不調を訴えるすべての子どもたちに処方箋を書くこともできる。しかし，こう考えることもできる。「いったい，この井戸のなかには，何があるんだろう？」

子ども一人ひとりの症状を診て，医療につなげることは，もちろん大切である。具合の悪い子どもを個別にケアしていく。しかし，それと同時に「井戸」に対処しなければ，問題が解決しないのも明らかである。下痢という症状に対して抗生物質を処方すれば，一時的に症状は治まる。だが，井戸の水を口にしている限り，子どもの健康は害され続け，生涯にわたって処方薬が欠かせなくなる。

今，日本の児童福祉の現場で起きているのも，これと同じような状況ではないだろうか。虐待やネグレクト，逆境体験という「毒」は，じわじわと子どもの神経発達を蝕んでいく。たとえ井戸のある場所から保護しても，新たな生活の場で毒の影響が心身の不調や行動化として表れる。日々，こうした子どもたちの対応に追われていると，原因はさておき，症状に効き目のある薬や処方箋を求めたくなるものだ。ほかの子どもたちへの影響や安全を考えれば，「とにかく目のまえの行動を止めなければ」と焦ってしまうのも無理はない。

ここで，目のまえの子どもが症状として呈している行動化を止めようとするのではなく，それが井戸の水の影響であることに関心を向けてみよう。子どもの行動に対する「何しているの！」「やめなさい！」という叱責を，「何が起きているの？」という関心に変えてみる。支援者が目を向けなければならないのは，「問題のある子ども」ではなく，「問題のあった環境」である。その環境が子どもにどのような影響を及ぼしているのかを理解し，子どもに何が起きているのかを考えていく必要がある。

下痢をした子どもを治療するのは医学であるが，病気の原因である井戸を特定し，その水の危険性を啓発し，社会全体の健康を守るのは公衆衛生のアプローチである。公衆衛生においては，ウィルスなどによる感染症の予防をはじめ，生活習慣病の発病要因の疫学的解明や予防対策，公害対策など，広く社会的なレベルで健康の維持と増進が図

られる。これらの問題は，個人に影響をもたらすだけでなく，社会への脅威であるとみなされる。

公衆衛生の考えかた

　近年，喫煙や飲酒の健康リスクが一般にも知られるようになった。そうした物質の使用が本人のみならず周囲にも影響を及ぼすこと，さらに，健康を害することは，医療費などの社会保障におけるコストの増加につながる社会問題であることが認識されるようになってきた。タバコやアルコールを購入すれば，パッケージに大きくリスクが明記されており，駅構内にはたいてい禁煙や「アルハラ」予防のポスターが貼られている。タバコを吸わない人もアルコールを飲まない人も，こうした健康リスクについて誰もが知っている状態にするのが公衆衛生の目的である。

　健康診断では，すべての人に喫煙と飲酒の習慣を尋ねることがルーティン化されている。ルーティンとは決まった手順で行われる作業であり，医師が「この人は酒好きだろう」と判断して尋ねるのではなく，全員に確認をすることである。喫煙と飲酒が健康リスクを高めるのは明らかな事実であるため，健康診断はスクリーニングの機能を果たすだけでなく，該当しない人への予防啓発にもなりうる。

　もっと身近な例でいえば，風邪やインフルエンザなどの感染症予防のために，幼児のうちから「うがい，手洗い」の予防策を教え，生活習慣として身につけさせることも，公衆衛生の取り組みである。「かかってもいない病気の話をして，子どもをこわがらせてはいけない」と言う人はいないし，「ひくかどうかもわからない風邪の予防のために手洗いをするのは，水のムダだし，手間もかかる」と思う人も少な

いはずだ。病気の原因を知っていれば，予防や対策を講じることができるし，そのためのコストや投資（水道代，時間，手間）はいとわないだろう。病気の原因と対応が理解されていれば，病気になった人を非難したり排除したりするのではなく，適切な治療につなげて，養生させることができる。

公衆衛生の問題としてトラウマを捉える

　一方，トラウマはどうだろう？　こころのケガによって引き起こされる症状や行動化について，その原因と対策はどれだけ知られているだろうか。「トラウマの話をして，子どもをこわがらせてはいけない」「トラウマが原因かどうかもわからないのに尋ねるのは，時間のムダだし，手間もかかる」と思う人は少なくないのではないだろうか。

　支援の現場で働く人でさえ，ある井戸の水を飲んで育ったことが，その後の人生にどれほどの影響をもたらすのか，そのつながりを十分認識できていないかもしれない。たとえ，さまざまな逆境体験が発達に悪影響を及ぼすことを知識として理解していても，苦難は「努力して乗り越えるべきもの」であり，本人なりの対処は「痛い目をみればやめるだろう」と思われやすい。井戸の影響は忘れられ，今も続く症状は本人の自己責任とみなされてしまう。

　トラウマインフォームドケア（TIC）とは，この井戸の存在を知り，水を飲んで育ったことによる影響を認識し，その影響をふまえて対応することである。

　トラウマの井戸の存在は，語られないし，気づかれない。だからこそ，支援者は井戸をないものとせずに，「あるかもしれない」という前提で井戸を探すところから始める必要がある。そのためには，喫煙

や飲酒と同じように「井戸の水を飲みましたか」と尋ねなければならない。どんなトラウマを体験したのか，この段階で具体的に聴く必要はない。ただ，「水でお腹を壊すことがある」というあたりまえの健康リスクについて知らせて，「あなたは？」と尋ねるだけでよい。それが現在の生活上の困難につながっているかもしれないと伝え，まずは安全な水が飲める環境を整えていく。

　水を飲んでお腹を壊した体験がある人は，水を口にするのがこわくなる。いくら「この水は大丈夫」と説明されても，あのときの苦痛がよみがえり，危険だと疑ってしまうものだ。その人がかつて井戸の水に苦しめられたことを知らなければ，過剰な不安や警戒心を理解することはできない。せっかく与えた安全な水を目のまえで吐き出されたら，「なんて失礼な！」と腹が立つかもしれないし，「ぜいたくだ」と思う人もいるかもしれない。だが，誰よりつらいのは，生きていくのに必要な水をおそれ続ける本人である。喉は乾いているのに，水を飲もうとするとからだが反射的に拒絶する。「またあんな目にあうくらいなら，飲まないほうがマシ」と，喉の渇きを忘れようとする。

　衛生的な水が人類の生存に不可欠であるように，家庭という井戸にわく水は，愛情やアタッチメント，他者との関係性を意味し，健全な人生に欠かせないものである。毒の入った水は，子どもに恐怖と疑念，絶望をもたらす。毒になるトラウマの存在と影響を認識するTICは，心身の安全や健康を守る公衆衛生のアプローチである。この考えかたは，毒の入った水がその後の人生にもたらす悪影響を明らかにした数々の研究によって，実証性のあるものとして発展してきた。

トラウマと逆境体験

　前述したように，人の生存には，衛生的な水 (栄養) と安全な水 (愛情, アタッチメント, 関係性) が不可欠である。その水が健康を害するものであった場合，人の発達や健康，社会適応に支障をきたす。

　子どもが生きるうえで欠かせない安心や安全が守られていない環境は，逆境 (adversity) と呼ばれ，トラウマとなりうる虐待やネグレクト，性被害，機能不全家族などが含まれる。本来，家庭とは安心して暮らせる場であり，子どもは養育者から守られ，発達に応じたしつけを受けて育てられる。ところが，家族の不和や対立，暴力や葛藤があったり，養育者の不在や頻回な交代によって安定した関わりがなされなかったり，アディクション (依存症) や精神健康上の問題によって子どもが親の代わりに「親役割」をとっているなど，家族がうまく機能していないことがある。これを機能不全家族と呼び，トラウマとなりうる体験と併せて，逆境体験とみなされる。

　こうした逆境体験がその後の人生にもたらす影響を明らかにしたのが，小児期逆境体験 (Adverse Childhood Experiences: ACEs) に関する研究[8]である。この調査は，米国疾病予防管理センター (CDC) が 1995 年から 1997 年にかけて実施したもので，ACEs と呼ばれる 18 歳までのさまざまな逆境体験 (表 1 → 78 頁) を幾種類も経験するほど，神経発達不全や社会的・情緒的・認知的障害のリスクが高まり，生涯にわたって心身の健康や社会適応に悪影響を及ぼすことが示された。ACEs 体験は稀なものでなく，一般に過半数の人が一種類は経験しているほど，広く社会で起きている出来事である。ただし，さまざまな種類の ACEs を重ねると，気分障害，不安障害，物質乱用，衝動制御障害といった精神疾患や，虚血性心疾患，慢性閉塞性肺疾患，性感染症といった

第 II 部　トラウマインフォームドケアを理解し，実践する

表1　小児期逆境体験（ACEs）の項目（文献 8, 9 を改変）

- 繰り返し，身体的な暴力を受けていた
  （殴られる，蹴られる など）
- 繰り返し，心理的な暴力を受けていた
  （暴力的な言葉で痛めつけられる など）
- アルコールや薬物乱用者が家族にいた
- 母親が暴力を受けていた
- 家庭に慢性的なうつ病の人がいたり，精神病を患っている人がいたり，自殺の危険がある人がいた
- 両親のうち，どちらもあるいはどちらかがいなかった
- 家族に服役中の人がいた
- 親に無視されていた
- 親に食事や生活の世話をしてもらえなかった
- 性的な暴力を受けていた

身体疾患の有病率が高まり，社会適応上の問題や早期の死亡につながる。たとえば，ACEs 項目が 4 つ以上該当する人は，ACEs 体験のない人に比べて自殺リスクが 12 倍に跳ね上がる。

　ACEs 研究は，思春期の問題行動や成人の疾患と社会適応について，子ども時代のトラウマの観点から理解する必要性を示したもので，TIC の発展に大きく寄与した。

　幼少期に虐待やネグレクトを体験すると，脳の発達が学習よりも生存に集中せざるをえないため，通常の発達が阻害され，情動調整と衝動性の能力に悪影響が及び，健全な対人関係や安全感が損なわれる。こうした養育者からの虐待やネグレクトは，発達性トラウマや関

係性トラウマとも呼ばれ，子どもの自己や他者，世界に対する捉えか
たを大きく歪ませる。親密な関係性が築けず，他者とのよい関わりを
経験できなくなることで，対人トラブルが起こりやすく，ますます孤
立するといった悪循環が生じ，結果的に，さらなるトラウマを受ける
という再トラウマが起こりやすくなる。

　また，トラウマによって生じるさまざまな症状，たとえば，フラッ
シュバックなどの侵入症状や不眠，否定的な感情や認知による苦痛を
やわらげるために，アルコールや薬物といった物質を使い始め，アディ
クションなどの新たな問題を抱えやすくなる。本来であれば，養育者[11]
とのアタッチメントによって不安や不快が軽減された経験を基盤とし
て，やがて自分自身で否定的な情動を調整したり，身近な他者に助け
を求めたりしていけるようになるわけだが，自己や他者への不信感や
怒りがあると，人の代わりに物質に頼らざるをえなくなる。あるいは，[12]
自傷行為やギャンブル，セックスなど，何らかの満たされなさを解消
するために特定の行為に没頭することもある。いずれも，一時的にで
はあれ，苦痛な状況をしのぐための対処法であるが，やがて習慣化し
て依存症に至ると，トラウマ症状をコントロールするつもりで用いて
いた手段が自分ではコントロールできなくなり，ますます無力な状態
に置かれてしまう。

　幼少期のトラウマや逆境が人生に及ぼす影響は，心身の健康を害す
るだけでなく，逸脱行動や問題行動とみなされる行為と関連している。
飲酒や喫煙，アディクションといった健康リスクを高める行動は，そ
の人自身の健康や安全を損なうだけでなく，周囲や社会の健康や安全
の問題にもつながる。非行や犯罪も，被害者や加害者という当事者だ
けでなく，地域や社会全体に大きな影響を及ぼすものである。つまり，
トラウマによって生じる派生的な問題も，社会の健康や安全にまつわ
る公衆衛生の課題として取り組んでいく必要がある。

「安心 ≠ 安全」のジレンマ

　アルコールや薬物，ギャンブルやセックスなどのアディクション，自傷行為や暴走行為，摂食障害など，トラウマの影響に対処するためのさまざまな方法は，本人にとっては安心を得るための手段であるが，どれも安全なものではない。また，虐待やDVから守られるための一時保護所やシェルターは，安全な場所であるが，本人にとっては見知らぬ場所で安心できない。このように，トラウマの影響を受けた人にとって安心できる場面は必ずしも安全ではないし，支援者にとって安全な場面だからといって本人が安心できるわけでもない。「安心・安全」は，ひとくくりにして捉えられやすいが，トラウマを体験した人にとって，安心と安全はイコールではなく，相反するものである。

　この「安全 ≠ 安心」のジレンマは，当事者を混乱させるだけでなく，しばしば支援者と当事者の対立を生じさせる。当事者が求めるニーズ（安心）と提供される支援（安全）がかみ合わない。支援者が「あなたのため」と提案する対応策は，結局のところ，支援者の安心のためでしかないことがあるからだ。当事者が安心のためにとっている行動は不健康で危険な場合が少なくないため，支援者は「あなたのため」という大義名分で当事者の行動を禁止しようとする。すると，当事者は不安や不満を募らせ，支援者との関係をわずらわしく感じるようになり，支援関係自体が危険なものに思えて，やがて支援者や援助を避けるようになってしまう。

　トラウマを体験した人に見えているのは，「安全」が反転した世界である。安全な場であっても安心を感じられず，安全であることに安心できない。言うまでもなく，トラウマは「安心・安全」を根底から崩す体験である。それゆえに，トラウマからの回復とは「安心・安全」

を獲得する過程にほかならないが，支援の基盤となるはずの「安心・安全」が失われた状態で支援をしていかなければならないという難しさがある。つまり，トラウマ臨床において，対象者の「安心・安全」は回復の土台として必要不可欠なものでありながら，それは回復を経なければ獲得されないという矛盾をはらんでいる。

　TIC では，トラウマの影響を受けている人の捉えかたや感じかたを理解し，そこから見える光景を共有していく。当事者にとっての安心と安全の感覚を理解することは，支援関係を築くうえで欠かせないものである。

第7章

トラウマインフォームドケアの基本的概念

トラウマインフォームドケアの発展

　トラウマインフォームドケア（TIC）の概念は，米国において1990年代後半から用いられるようになった。2000年頃には，「トラウマインフォームドサービス」「トラウマインフォームドプラクティス」などさまざまな呼びかたでトラウマを理解した援助サービスのありかたが提案され，トラウマインフォームドな実践が報告された。近年では，これらを総称して，「トラウマインフォームドケア」や「トラウマインフォームドアプローチ」と呼ばれている。

　TICの発展の背景には，前章で述べたACEs研究の知見とともに，フェミニズム運動による女性のトラウマサバイバーに関する研究や支援成果の蓄積により，精神疾患やアディクションなどの問題に関係するトラウマ体験の影響が注目されるようになった経緯がある[13]。米国薬物乱用・精神保健サービス（Substance Abuse and Mental Health Services Administration: SAMHSA）がTICを推進し，米国内のさまざまな活動やネットワークが発展したことで，2005年には米国トラウマインフォーム

ドケアセンターが設立された。2017年には Trauma-Informed Care for Children and Families Act of 2017 の法案が提出され，そのなかでは各省庁における TIC に関する実行委員会の設置，トラウマインフォームドな技術支援，早期の適切なスクリーニングのほか，自治体において ACEs 研究のデータを集約し，米国疾病予防管理センター（CDC）に報告することなどが奨励されている。

　一方，日本で TIC が紹介されるようになったのは 2014 年以降であり，精神科医療の領域から導入された。[14][15][16]日本精神科救急学会による『精神科救急医療ガイドライン 2015 年版』[17]には「トラウマインフォームドケア」の項目が含まれ，「精神科救急医療現場では，治療自体がトラウマ／再トラウマ体験になる危険性が高く，それは当事者のみならず治療スタッフにとっても同様である。TIC の概念を取り入れることで，当事者と医療者との治療関係や予後の改善の効果が期待される」として，その効果が言及されている。そして TIC の実践例として，当事者全員に対するトラウマ歴と関連症状のアセスメントの実施，受付や警備員を含む全スタッフがトラウマのリマインダーになりうる威圧的・挑発的態度を避けること，疾患や治療についての教育を重視しセルフマネジメントを促進することなどが挙げられている。

　これに続き，児童福祉現場においても TIC の導入や臨床実践がなされるようになり，[18]学校現場への啓発や取り組みも始まっている。[19]

トラウマインフォームドケアの原則

　ホッパーら[20]は，TIC を「トラウマの影響を理解した対応に基づき，被害者や支援者の身体，心理，情緒の安全を重視する。また，被害者がコントロール感やエンパワメントを回復する契機を見出すストレン

グスに基づいた取り組み」と定義している。TIC は，トラウマについての理解を基盤とし，被害者と支援者の安全の確立を目指すものである。援助サービスを受ける人だけが TIC の対象ではなく，支援者の安全も重視される。支援関係をよいものにし，再トラウマを与えないようにする。そして，トラウマによる無力感から抜け出し，コントロール感と有力感を回復させていくために，脆弱さ（弱み）よりもストレングス（強み）に着目するのが TIC の特徴である。

　そのため，TIC では，トラウマによって生じたさまざまな症状や行動化を「病理」や「問題行動」として捉えるのではなく，それらは危機時における正常な「反応」であり，適応のための「対処」であると捉える。解離やフラッシュバックといったトラウマ症状も，リマインダーに対する反応として当然のものであり，危険な状況を生き抜くための対処法とみなされる。トラウマは，専門家の治療や投薬で治してもらうものというより，そうした医療的ケアを一助としながら，自分自身のためによりよい対処法を身につけていくという本人の主体性に重きが置かれる。よって，TIC では，本人の心情や考えを理解し，共感的に関わりながら，トラウマに関する情報を提供する心理教育と対処スキルの練習をすることが重要な要素になる（第8章参照）。

　表2（→86頁）は，エリオットらが，物質依存や精神健康，DV，ホームレスなどへの支援組織と刑事司法機関を含む9機関を対象とした研究から示した TIC の原則である。TIC では，トラウマからの回復のために，本人の選択とニーズが尊重され，再トラウマを防ぐための手立てが講じられる。援助サービスを受ける対象者は，支援者と協働的な関係で取り組むパートナーと位置づけられ，支援者は自分たちの援助内容に対する利用者の声に耳を傾ける姿勢が求められる。

第Ⅱ部　トラウマインフォームドケアを理解し，実践する

表2 トラウマインフォームドケアの10原則（文献21）

1. 暴力や被害体験が，発達と対処方略に及ぼす影響を認識している

2. 最も重要な目的は，トラウマからの回復である

3. エンパワメントモデルに基づいている

4. 回復に向けた本人の選択とコントロールを最大限尊重する

5. 協働的な関係に基づいて行われる

6. 安全，尊重，受容についてのサバイバー（被害者）のニーズを大切にする雰囲気をつくる

7. 症状ではなく適応とみなし，病理よりもレジリエンスに着目することでストレングスを強調する

8. 再トラウマ体験を最小限にすることを目指す

9. 文化に配慮し，それぞれの人生経験や文化的背景をふまえて本人を理解する

10. TICを実施する機関は，サービスのデザインやその評価に利用者を招き入れ，関与してもらう

3段階のトラウマケア
── 基盤としてのトラウマインフォームドケア

　前章で述べたように，公衆衛生のレベルでトラウマを扱うTICは，トラウマに関する基本的な知識をもち，トラウマやその影響を認識しながら関わることをいう。つまり，トラウマの影響を受けている人だけに特別な介入をしたり，トラウマ記憶を詳細に語ってもらったりするのではなく，あらゆる人への支援の「入り口」もしくは「土台」と

第7章 トラウマインフォームドケアの基本的概念

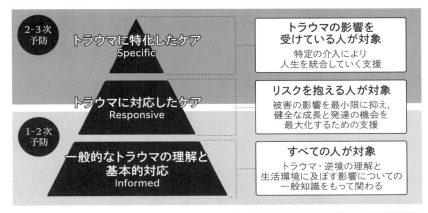

図1 3段階のトラウマケア（文献22を改変）

して，トラウマを理解しながら関わるという基本的な対応を指す。

　トラウマケアは，その役割と目的から，トラウマインフォームドケア（Trauma Informed Care），トラウマレスポンシブケア（Trauma Responsive Care），トラウマスペシフィックケア（Trauma Specific Care）の3段階に分けられる[22][23]（図1）。

　トラウマをケアする取り組みのなかで，TICはケア全体の基盤に位置づけられる。トラウマの知識をふまえた理解や対応を行うものであり，支援者はもとより，本人，そして社会全体にトラウマの基本情報が周知されている状態が目指される。こころのケガによる影響を知っておくことで，援助サービスを受ける際に障壁になりうることを取り除き，本人が支援を受けやすいようにするものである。

からだのケガの場合でいえば，車椅子使用者が来所したときのために，（来所者があろうとなかろうと）サービスを利用するうえで障壁となりうる段差にスロープを設置しておくことができる。これと同じように，トラウマのある人の心理的障壁をなくすために，相談しやすい環境や体制をつくっておくのが TIC の考えかたである。

支援者はしばしば，相談窓口にアクセスしてきた人の態度や行動をクレーム，暴言，ルール違反，重篤な病態とみなし，「問題がある」という批判的な目を向けてしまいがちである。あるいは，支援者を頼れない，話さない，元気そうに見える，過剰適応を示している当事者を「問題ない」と判断してしまうこともある。いずれもトラウマの影響を理解していないことによって生じた「門前払い」であり，当事者にとっては再トラウマになりうる対応である。支援窓口で拒否されたと感じた当事者は，その後，ほかの援助を受けることも回避してしまうだろう。

TIC では，直接支援に当たる人だけでなく，援助機関の受付や清掃担当者なども，来所者の安心を高めるための重要な人材とみなす。そのため，あらゆる立場のスタッフがトラウマの影響と基本的な対応についてトレーニングされている必要がある。静かで落ち着けるスペースが用意された環境が望ましいが，設備以上に，スタッフの温かく誠実な対応が来所者の心理的障壁を下げるだろう。

こうした機関全体の雰囲気や対応は，こころのケガを負っていない来所者にとっても，援助サービスの利用しやすさにつながるものである。また，当事者に限らず，広く社会に向けてトラウマに関する情報を啓発していくことは，トラウマの予防や早期発見のための一次予防（prevention）の役割を果たす。

トラウマレスポンシブケアと
トラウマスペシフィックケア

　第一段階の TIC による基本的な対応をするなかで，こころのケガの影響がある人がいたならば，次の段階のトラウマレスポンシブケアにつなげていく。レスポンシブとは，その人自身のトラウマの内容に合わせて対応するという意味である。TIC の段階でなされていた一般的なトラウマの心理教育をふまえて，さらに，個別の事情やトラウマに特化した心理教育や対処スキルを提供していく。トラウマについてアセスメントし，把握されたトラウマ症状やリスクに合わせた介入 (二次予防: intervention) を行うのがトラウマレスポンシブケアである。トラウマの影響を最小限に抑えることが二次予防の目的であり，心理教育によって自分の状態を理解し，トラウマ反応をマネジメントすることでレジリエンスを高め，成長や回復を促すものである。

　この段階までの対応が適切になされれば，ある程度の安定化や回復が見込まれる。もし，トラウマが重篤であり，さらにトラウマ症状に焦点化した介入が必要であると判断されたなら，トラウマスペシフィックケアにつなげる。これはトラウマによる PTSD 症状に特化した介入や支援を行うことであり，子どもを対象とした TF-CBT[24] (トラウマフォーカスト認知行動療法) や成人のための PE[25] (持続エクスポージャー法) など，PTSD 症状の軽減に効果が実証されている心理療法が導入される。中長期支援 (三次予防: postvention) として，トラウマ症状の再燃や人生の統合にまつわる課題にも取り組んでいく。トラウマは喪失を伴う体験であるため，専門的な介入によって PTSD 症状が改善しても，トラウマを体験したことによるさまざまな喪失と向き合い，悲嘆の作業に取り組むことは，別の課題として残されることが少なくない。トラウ

マに伴う喪失体験が整理されてはじめて，未来に向けた歩みが始まるものである。

　トラウマケアの3段階は，明確に分かれているわけではない。トラウマレスポンシブケアやトラウマスペシフィックケアにおいても，TICのアプローチが基盤となっており，それぞれの段階で取り組まれる課題も重複している。それぞれを別のステップと捉えるというよりも，TICを基礎としながら，より特化した専門的な介入を積み上げていくものである。そのため，TICの基本的な取り組みをせずに，最終段階のトラウマスペシフィックケアだけ実施しようとしてもうまくいかないことが多い。いきなりトラウマ記憶を扱う心理療法を行おうとすれば，本人は抵抗を示し，一緒に取り組んでいく支援者たちもどんなふうにサポートすればよいかわからず，トラウマ治療を回避してしまうことがある。

　TICによる一般的な心理教育と対処スキルの練習を重ねていくことで，少しずつ安全にトラウマに向き合っていけるようになる。自責感が軽減され，自信が感じられるようになってこそ，トラウマ記憶に取り組む動機づけが高まる。支援者もトラウマ反応への基本的な対応を身につけておくことで，専門的な介入が行われる際に適切なサポートを提供することができる。

トラウマを理解する「3つのE」
── トラウマのアセスメント

　TICの基本は，トラウマとその影響について理解することである。第2章で述べたように，トラウマとなりうる出来事を体験したからといって，すべてがこころのケガになるわけではないし，その影響も

第 7 章　トラウマインフォームドケアの基本的概念

人によってさまざまである。トラウマの一般的な性質や特徴を知って
おくとともに，個別に生じる影響の違いを理解する必要がある。

　前述の SAMHSA は，TIC におけるトラウマの基本的な捉えかた
を「3 つの E 」で表している。[26] すなわち「Event（s）：トラウマとな
る出来事」「Experience(s)：トラウマをどのように体験したか」「Effect
(s)：トラウマによる影響」である。トラウマとなる出来事を本人が
どう感じたかという主観的な体験が，トラウマの影響として表れる。

　たとえば，3 歳の女児が，同居している祖父から性的虐待を受けた
事例で考えてみよう。図 2（→ 92 頁）に示したように，3 歳児にとって，
この出来事は性的虐待と認識されるわけではない。性器への挿入など
の身体的苦痛がない場合，幼児はくすぐったいとか，変な感覚を伴う
遊びだと感じていることが多い。幼児が不安を覚えるのは，祖父の行
為よりもむしろ，いつもと違う雰囲気への違和感や，「誰にも言って
はいけないよ」と秘密を強いられたことでの後ろめたさに対してであ
る。それが本児にとっての性的虐待の体験（Experiences）である。

　そのため，幼児の場合，性的虐待を受けた直後は，典型的なトラウ
マ反応があまりみられない。苦痛や恐怖よりも，戸惑いや混乱を感じ
ており，子どもは変な感覚を確認するために自分の性器を触ったり，
ほかの子どもに自分の性器を触らせようとしたりすることがある。後
ろめたい気持ちから，はしゃいだり親に甘えたりすることもあるが，
それらがトラウマの影響（Effects）であると周囲が気づくのは難しい。

　しかし，性的な行動化が増えたり，他者に近づいていく傾向は，こ
の女児がほかの人から性被害にあうリスクを高めてしまう。性的虐待
によって性的な境界線が不安定になった子どもは，再被害を受けやす
くなる。しかし，性的虐待とはどのようなことであるかということや，
プライベートパーツを触られたりしたときには身近な大人に知らせる
といった具体的な対処法を教えられていない限り，子どもは被害を自

図2 3E のアセスメント（性的虐待の例）

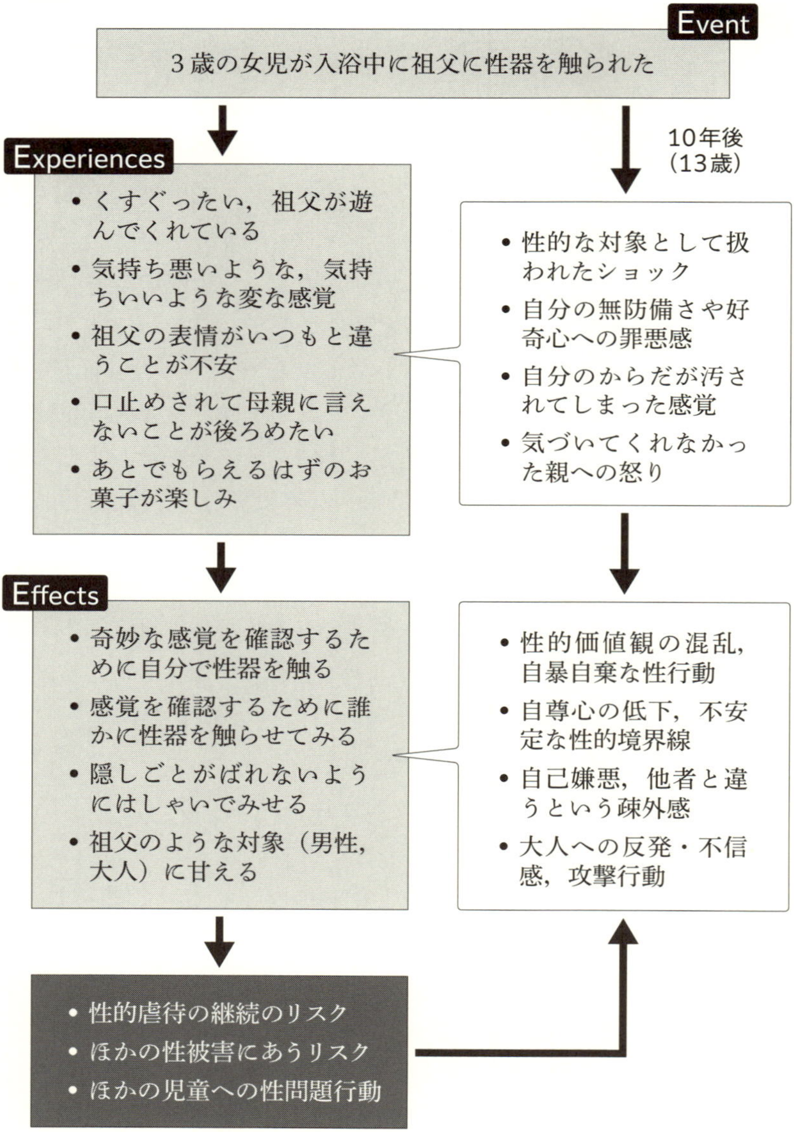

Event

3歳の女児が入浴中に祖父に性器を触られた

Experiences

- くすぐったい，祖父が遊んでくれている
- 気持ち悪いような，気持ちいいような変な感覚
- 祖父の表情がいつもと違うことが不安
- 口止めされて母親に言えないことが後ろめたい
- あとでもらえるはずのお菓子が楽しみ

10年後（13歳）

- 性的な対象として扱われたショック
- 自分の無防備さや好奇心への罪悪感
- 自分のからだが汚されてしまった感覚
- 気づいてくれなかった親への怒り

Effects

- 奇妙な感覚を確認するために自分で性器を触る
- 感覚を確認するために誰かに性器を触らせてみる
- 隠しごとがばれないようにはしゃいでみせる
- 祖父のような対象（男性，大人）に甘える

- 性的価値観の混乱，自暴自棄な性行動
- 自尊心の低下，不安定な性的境界線
- 自己嫌悪，他者と違うという疎外感
- 大人への反発・不信感，攻撃行動

- 性的虐待の継続のリスク
- ほかの性被害にあうリスク
- ほかの児童への性問題行動

覚することができず，周囲もまた事態に気づきにくい。

　そして約10年後，この体験は，女児にとってまったく異なる出来事として体験（Experiences）される。思春期を迎えた女児は，祖父の行為が遊びではなかったことに気づくだろう。そこで感じるのは，信頼していた祖父から性的に扱われたことへのショックと，自分自身に対する恥の気持ちと罪悪感である。自分のからだを汚れたものと感じるようになったり，気づいてくれなかった親への怒りがわいたりする。性的虐待を受けたという認識は，しばしば自尊心の低下をもたらし，自己嫌悪や周囲への不信感から自暴自棄な性行動につながることもある。しかし，10年経ってから生じるトラウマの影響は，周囲はもちろん本人にとっても，それが現在の行動に結びついているとは認識されないものである。本人までも「自分がダメな子だから，性的に奔放なのだ」と思い込んでいることが多い。

　3Eのアセスメントでわかるように，同じ出来事でも，人によって体験が異なるのはもちろんのこと，同じ人であっても，発達段階によってその意味は変化していく。これを理解するには，通常の心理臨床と同じく，生育歴の把握や発達心理の理解が欠かせない。子どもの認知発達の特徴をふまえれば，排泄の自律もおぼつかない幼児が性器を触られたとしても性的な意味を理解できないのは当然であり，ゆえに性的同意が成り立たないことは明白である。幼児のトラウマ反応は，思春期や成人のものとは異なることもわかるだろう。思春期に特有のトラウマ反応もあるし，高齢者にとってのトラウマや喪失は，また意味が違ってくるはずだ。

　トラウマのアセスメントにおいては，トラウマの知識だけでなく，基本的な発達心理や精神保健などに関する知識が必要になる。

第Ⅱ部　トラウマインフォームドケアを理解し，実践する

トラウマインフォームドケアを実践するための「4つのR」

　再トラウマの防止を目的に，トラウマの知識をもち，アセスメントに基づく対応を行うというTICの実践について，SAMHSAは，「Realize: 理解する」「Recognize: 認識する」「Respond: 対応する」「Resist re-traumatization: 再トラウマ体験を防ぐ」という「4つのR」で説明している（表3）。

　TICを実践するうえで大前提となるのが，トラウマについて理解していることである（Realize）。文字どおり，TICとは，“トラウマを理解したうえでの（Trauma-Informed）ケア”であり，トラウマになりうる体験とその広範囲に及ぶ影響について知っていることがTICの実践の基礎になる。トラウマからの回復につながる支援の方向性を理解していることも大切である。トラウマを忘れようとしたり，回避したりするよりも，トラウマをタブーとせずに安心して話せる関係性のなかで，リマインダーとトラウマ反応のつながりを理解し，トラウマ反応をマネジメントする力をつけることが回復や成長につながる。トラウマは世の中にあふれており，さまざまなかたちで人々や社会に影響を及ぼしていると理解していることがTICの前提になる。

　そのうえで，トラウマが個々にどのような影響を及ぼしているのかを認識する（Recognize）。トラウマのスクリーニングやアセスメントによって，個別のトラウマの兆候や症状を把握する。トラウマを体験した本人への影響だけでなく，その家族や支援者といった関係者へのトラウマの影響も認識する必要がある。

　そして，トラウマの影響の理解に基づき，適切な支援方針を立て，手順に沿って，ケアを実践していく（Respond）。ここでいうケアは，ト

表3 TICを実践する「4つのR」(文献26)

1. Realize: 理解する	トラウマの広範囲に及ぶ影響を理解し,回復につながる道筋がわかっている
2. Recognize: 認識する	対象者や家族,スタッフ,関係者のトラウマの兆候や症状を認識している
3. Respond: 対応する	トラウマに関する知識を,方針,手順,実践にしっかり統合して対応している
4. Resist re-traumatization: 再トラウマ体験を防ぐ	再トラウマ体験を防ぐために積極的な手立てを講じる

ラウマ記憶を扱うようなトラウマスペシフィックケアではなく,窓口での対応,インテイク(初回面接)での聴き取り,心理教育による情報提供や生活場面での関わりかたといった対応全般を指す。威圧的で非難めいた言いかたは,不安や恐怖心を高めてしまうので,落ち着いた態度で接し,相手の状態を理解しようとする姿勢が求められる。拘束や禁止事項を見直し,より安全な対応や主体性を尊重したアプローチをとる。一般的な心理教育を繰り返し,一緒にリラクセーションスキルの練習を重ねるような対応も有効である。

こうした3つの実践によって,再トラウマとなる体験を防ぐことができる(Resist re-traumatization)。トラウマへの無理解や偏見,トラウマ症状の看過や過剰反応,不適切な対応は,どれも再トラウマを与えるものとなる。トラウマティックな関係性の再演(第5章参照)は,本人にも支援者にも再トラウマ体験となる。再トラウマを防ぐためには,組織全体で,支援関係のなかで起こりうるトラウマ反応を認識し,閉鎖的な関係性に陥らないように支援者をサポートするシステムをつくることが求められる。

TIC は，支援者個人で取り組むものではなく，トラウマの影響を理解した支援組織，つまりトラウマインフォームドなシステムの構築が前提となる。危険や不安をもたらすトラウマをケアするには，支援組織が健全で安全でなければならない。しかし実際には，支援組織もトラウマの影響を受けることで，安全が揺るがされてしまう。TIC は，支援組織の安全にも目を向け，トラウマインフォームドなシステムをつくるための工夫や方向性を示すものでもある（第12章参照）。

TIC の基本的概念と実践のための「4つの R」の理解をふまえて，次章からは TIC の実際について見ていこう。

第8章

トラウマインフォームドケアを始めよう

"問題行動"のきっかけは？

トラウマインフォームドケア（TIC）は，対象者の言動をトラウマのメガネで見ることから始めるアプローチである。暴言や暴力，怠惰や無気力，嘘やごまかしなどを"問題行動"と捉えると，支援者は相手を叱責したり，拘束したり，追い立てたり，非難したりしてしまう。支援者自身も，傷つけられたり，裏切られたと感じたりして，無力感を抱きやすい。しかし，そうした言動が表れた状況を探っていくと，何らかのきっかけ（リマインダー）によるトラウマ反応である可能性が見えてくるかもしれない。

たとえば，近くで遊んでいた他児が腕を振り上げた瞬間（リマインダー），子どもの頭には暴力を振るう親の姿が浮かび（フラッシュバック），とっさに大声を出してその子を突き飛ばした（再演）というように。あるいは，たまたま誰かと目が合っただけでバカにされたと思い込み（敵意），カッとなって（過覚醒・過剰警戒），反撃した（再演）ということもある。実際には何もされていないのに「反撃」するのはおかしなことだが，本人に

とってはあくまで相手から攻撃されたと感じられており，自分の反応はそれに対する防衛や報復にすぎない。本来，腕を振り上げたり，目が合ったりすることは無害な刺激であるにもかかわらず，過去の記憶が想起されてとっさに行動化するのがトラウマ反応の特徴である。

　これらがトラウマ反応であると理解しないまま，「やめなさい」といった叱責や禁止をしても，本人もなぜそうなったのかわからないので，「自分が悪い」あるいは「相手が悪い」と，自他に怒りを向けるばかりで，状況は改善されない。結果，「どうしようもない」という自責感や無力感，「誰もわかってくれない」という不信感や孤立感が強まっていく。支援者の叱責や拘束が，過去の虐待を想起させるリマインダーになって，さらにトラウマ反応が悪化することもあれば，支援者に理解してもらえないことで見捨てられたと感じ，不安や絶望感から解離を起こすこともあるだろう。

　支援者にとっては，安全のために，本人や周囲を傷つける行為を「やめなさい」と制止しただけで，まさか自分の対応がリマインダーとなって相手に再トラウマを与えているとは思いもよらないものである。しかし，支援者の何気ない対応やよかれと思ってやっていることが，思いがけず対象者に再トラウマを与えているという例は少なくない。

トラウマの影響を「見える化」する

　トラウマ反応は，対象者の内面で起きていることなので，本人に尋ねなければわからない。支援者は本人と一緒に何が起きたのかを探るために，「トラウマ体験－リマインダー－トラウマ反応」の３つのつながりを同定していく。過去のトラウマ体験と現在のトラウマ反応に橋を架けるように，トラウマの影響を「見える化」するのが図３の

第8章　トラウマインフォームドケアを始めよう

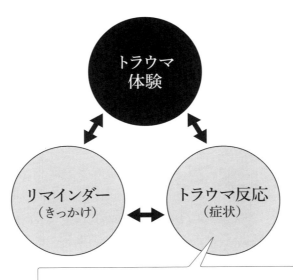

図3 トラウマの影響を「見える化」する三角形モデル（文献13を改変）

Q. この行動は，**トラウマ反応（症状）**かもしれない
Q. 何かの**きっかけ（リマインダー）**に反応したのかもしれない
Q. **過去の体験**が今，影響しているのかもしれない
Q. 本人も周囲も，この**つながりが理解できず**，うまく**対処できていない**かもしれない

三角形モデルである。この「トラウマの三角形」[13]を用いれば，ある行動をトラウマ反応（症状）かもしれないという観点から捉えなおし，何かのリマインダーに反応したのかもしれないと考えて，そのきっかけを探っていくことができる。

　リマインダーを探るには，過去のトラウマ体験の理解が手がかりに

なる。トラウマ体験に類似した場面や刺激がリマインダーとなるので，どのようなトラウマを体験したかを把握していることは，リマインダーを同定する助けとなる。

　一般的に，暴力や暴言を受けてきた人にとって，誰かの叱責や大声は，かつての被害を思い出す刺激になりうる。顔のまえで誰かが腕を振り上げる動作をしたり，背後に立たれたりすることは，その動きや気配がリマインダーとなり，パニックを起こさせたり，身をすくませたりする。ときには，ちょっとした他者からの注意や視線の向けかたに過敏に反応することもある。

　本人がトラウマ記憶を思い出すきっかけがリマインダーとなるため，実際にそれが危険なものかどうかは関係ない。現実的な危険をおそれるのはあたりまえの反応で，無害な刺激までもおそれるのがトラウマ反応だからである。場合によっては，肯定的な関わりでさえ，不安や緊張を生じさせるリマインダーになることがある。たとえば，誰かにほめられたり，可愛がられたりすることが，性的虐待の加害者によるグルーミング（手なずけ）と重なり，警戒心を起こさせるというように。自己肯定感が低い人は，ほめられるとかえって居心地悪く感じたり，周囲の期待を裏切ってはならないと気負ったりして，どんどん不安になっていくものだ。ほめられているにもかかわらず，頭のなかでは，親に認めてもらえなかった場面や，誰かの呆れ顔が浮かんでいるのかもしれない。

　しかし，本人は，「トラウマ体験－リマインダー－トラウマ反応」という３つのつながりに気づいていない。過去のトラウマ体験が現在に影響している可能性について，きちんと説明されたことがないからだ。リマインダーによるトラウマ反応は瞬時に起こるため，本人は"突然"あるいは"たまたま"不調をきたしたと感じていることがほとんどである。

まずは，支援者が，対象者のトラウマ体験とトラウマ反応の関連を理解する必要がある。「暴言や暴力」が過覚醒やフラッシュバックによるものであったり，「怠惰や無気力」が回避や麻痺，気分や認知の異常，もしくはうつ症状である可能性も考えられる。「嘘やごまかし」の裏にある自信のなさや他者不信が見えてくることもあるだろう。

　トラウマ反応だけに注目して，本人の特性や問題行動と捉えるのではなく，トラウマのメガネを用いることで，トラウマ反応とトラウマ体験との関連を「見える化」し，過去の体験と現在の状態，そしてリマインダーとトラウマ反応の橋渡しをする。それにより，本人や家族は，本人の問題ではなくトラウマ症状であると理解できるようになり，症状に合わせた対応をするのが有効だと納得できる。自分自身を理解し，身近な人に自分を理解してもらえることは，回復への動機づけを高めるものになる。

リハビリテーションとしての トラウマインフォームドケア

　トラウマケアのうち，トラウマ記憶を扱うトラウマスペシフィックケア（トラウマに特化したケア）が，ケガに直接触れる外科的な処置のようなものだとすると，TIC は，手術を受けるまえに，熱を下げて，体力をつけるためのケアである。こころのケガによる人生の歩みにくさに寄り添い，毎日のトレーニングによって「こころの体力」をつけていくようなリハビリテーションに似た援助といえよう。

　からだのケガの場合，治療が終わったあとも，適度な負荷をかけたリハビリが行われる。綿密な治療計画に基づき，毎日，一定の時間をかけてトレーニングをする。継続的な動作訓練が大切で，たまにまと

第Ⅱ部　トラウマインフォームドケアを理解し，実践する

めてやるのでは効果は薄い。身体機能の改善に伴って，トレーニングの内容は変化する。完治したあとも，古疵（きず）が痛むこともあるし，再発のリスクがあることを前提に日常の動作に留意したり，生活習慣を見直したりしなければならない。こんなふうに，ケガをしたからだとうまく付き合っていけるようにする。

　こころのケガも同様に，トラウマとなる出来事が及ぼした影響を把握し，ダメージを受けた機能を改善するための効果的な介入が行われるべきである。ケガをしたこころとうまく付き合っていけるように，支援者は話をよく聴きながら，安全を高める方法をガイドする。

　リハビリには苦痛が伴うものである。機能が改善するには時間がかかるし，スキルが身につくまでには失敗もする。また，失われた機能に対する喪失感や無力感，絶望といった気持ちにも直面する。トラウマを負った人にとっては，回復のための努力をしなければならないこと自体，「どうして私が……」という理不尽さを覚えるものである。支援者は，ただリハビリをこなさせるのではなく，ケアに取り組むことに対するさまざまな思いを受けとめる必要がある。

　からだのケガのリハビリにおいて，やみくもな施術や自己流のトレーニングがかえってからだを痛めてしまいかねないのと同じく，こころのケガのリハビリも，アセスメントに基づいて，安全に行われなければならない。安心や安全を高めていくために TIC において基本となる取り組みが，心理教育と対処スキルの練習である。

心理教育とリラクセーション

　トラウマやその影響に関する情報を提供することを心理教育（psychoeducation）といい，TIC では，まず一般的なトラウマの知識を共

有することから始める。こころのケガになる出来事にはどのようなものがあるか，それによってどんな影響が起こるのか，どんなふうに手当したらよいのかといった内容をわかりやすく説明する。

「こんな体験がこころのケガになることがあります」と一般的な情報を示すことから始め，この段階では，実際に体験したトラウマの詳細を語らせる必要はない。「ケガをしたら，こんなふうになることが多い（症状）」ということを伝えるのが目的なので，施設や学校では，一般的な心理教育を健康教育の一環として実施することもできる。「自分がおかしいのではない」とわかることで，自責感や自己否定感が軽減する。

心理教育によって自分の状態を知ることは，安心感につながる一方，たとえ本人は何も語らなくてもトラウマ記憶を思い出しているため，不穏な反応を起こしやすくなる。たとえば，心理教育の内容を聴いてイライラしたり，フラッシュバックを起こしたりする場合もあるだろう。それこそがトラウマ反応であり，「こういう話を聴くだけで気分が悪くなるんだね」と不調を理解し，「それはつらいね」と苦痛に共感を示し，「そんなふうになるのも当然である」という心理教育をするよいタイミングである。

また，安全に心理教育を行うために，呼吸法や筋弛緩法といったリラクセーションスキルを教えることも重要である。自分を落ち着かせるためのリラクセーションスキルは，すでに本人が身につけているものもあるはずなので，それを尋ねて活用しながら，より安全な方法を学べるようにする。深呼吸をすると過呼吸（過換気症候群）を起こしやすいので，軽く息を吸って，長くゆっくりと吐き出す呼吸法（腹式呼吸など）を用いるほうがよい。警戒心で緊張していると，ますます呼吸が浅くなり，不安やパニックを起こしやすくなるため，からだの筋肉を緩める筋弛緩法も取り入れたい。からだの各部位（拳，腕，肩，背中，腹，足，顔など）

にギュッと力を入れてから一気に脱力すると，血行がよくなり筋肉が緩む。フラッシュバックの症状がある場合，意識を「今，ここ」に留めるために，見えるものを次々に口にしたり，手もとや足もとの身体感覚に集中したりするグラウンディングの手法も役に立つ。

リラクセーションは，対象者が成人であっても，支援者が一緒にやってみせながら何度も練習する。リラクセーションやグラウンディングといったトラウマ症状への基本的な対処スキルは，セルフケアのスキルとレジリエンスを高めるものである。

逆境的な環境で暮らしていた子どもやおとなは，何が起きるかわからないという危険につねにさらされてきたので，慢性的な過覚醒状態にある。そのため，リラックスの感覚がわからなかったり，リラックスしようとするとかえって落ち着かなくなったりする。「そんな方法では収まらない！」というほど，強いイライラを感じていることもある。リラクセーションをいやがったり，効果がないと反発したりすることはめずらしくない。

そんなときも，「こころがケガをしていると落ち着けなくなるもの」「リラックスに慣れていないと，最初は心地悪く感じるかもしれない」といった心理教育をする機会にしたい。あらゆる場面で，トラウマによる反応は起きている。そのつど心理教育をして，「そうなるのももっともである」（妥当化）と本人の状態を受けとめながら，「少しずつやっていきましょう」と励ましていくことができる。

トラウマの「三角形モデル」でリマインダーが同定されれば，トラウマ記憶を想起させる刺激に無自覚なままさらされるのではなく，可能な範囲でリマインダーを調整していくこともできる。リマインダー自体は無害であることを思い出し，回避一辺倒の対処ではなく，より適切な対処法を用いて安全にやり過ごせるようになることが望まれる。

指導 vs. ケアの葛藤

　心理教育の目的は，"問題行動"がトラウマ反応である可能性を考えることであり，「トラウマ反応なのだから問題ではない」とすべてを許容することではない。心理教育は自分の状態を理解し，責任の所在を明確にするものである。つまり，過去にトラウマを受けたことは本人の責任ではなく，自責感を抱く必要はないが，今，これからの行動は，自分自身で選択することができる。責任ある選択をしていくためにも，トラウマから回復し，対処スキルを身につけることを目指していく。

　心理教育によって，「トラウマを受けたのだから仕方がない」と自分の無責任な態度を正当化したり，「自分だってやられたんだから」と自分の加害行為を合理化したりするのは，非機能的認知による行動化である。そんなときは，「本当にそうだろうか」と話し合っていく。自分の無責任な言動に対する正当化や合理化は，結局，本人が体験したトラウマについても「仕方がなかった」と否認・最小化するものであるため，回復には役立たない。

　施設や学校では，しばしば「指導」と「ケア」が矛盾・対立するものと捉えられがちである。ケアを要する子どもには指導をしてはいけないのか，指導をすることはケアの方向性に反するのかといった戸惑いもあるようだ。しかし，どんな子どもにも——トラウマがあろうとなかろうと——指導やルールは必要である。むしろ，個人の権利である境界線（バウンダリー）のルールを破られてきた子どもにこそ，安全を守るルールの存在についてきちんと教える必要がある。

　重要なのは，必要なルールについて見通し，それを守れるようにする具体的な支援方法を検討することである。ルールが守れないときに

第Ⅱ部　トラウマインフォームドケアを理解し，実践する

何度も言って聞かせたり，罰則を設けたりするのではなく，トラウマのメガネを用いて何が起きているのかを探り，子どもの状態や課題を整理していくことで，より効果的な指導を行うことができる。

支援者へのトラウマの影響

　すでに述べたように，TIC の対象には，援助サービスを受ける人だけでなく，支援者も含まれる。トラウマ臨床においては，支援者も直接的・間接的にトラウマの影響を受けているからである。

　仕事とはいえ，子どもに「あっちに行け」「キモイ」「死ね」などの暴言を浴びせられたり，保護者やサービス利用者からなじられたり，恫喝されたりすれば，誰でも傷ついたり，恐怖を感じるものである。きりのない仕事に追われながら，到達点の見えない支援を続けるのにも疲弊する。いたわられたり，ねぎらわれたりするよりも，急かされ，責められるばかりの日々。やりがいを求めて入職したはずが，いつしか，当直の晩に何も起きないことだけを願っていることに気づき，愕然とする。でも，何も考えないようにして，目のまえの仕事をこなしていくしかない。仕事中は感情のスイッチをオフにする——こんなふうに，支援者もまさにトラウマを体験した人と同じような反応を示し，一時しのぎの対処法に頼りがちになる。

　「このまま仕事をしていたら，男性が信じられなくなる。結婚が悪いものとしか思えなくなる」と言って DV 被害女性の支援から離れた若い女性相談員。「自分には何もしてあげられない。ここにいてもつらいだけ」と児童養護施設を去った職員。「なんで自分があそこまで言われなきゃならないんだ！　こちらがちょっとでも反論すると，生徒に『体罰だ』と揚げ足をとられる」と怒りを滲ませていた男性教

員は，その後，うつで休職を余儀なくされた。

　トラウマを受けた人から不信や怒りを向けられることは，支援者に深い傷つきと恐怖をもたらす。それらは生々しく，容赦のないものである。「虐待を受けてきた生徒は，私自身が最も気にしていること，誰にも触れられたくないことをさらっと言い放つ」とは，複数の養護教諭から聞いた言葉である。「どうしてわかるのかしら？」と言われた本人が不思議に思うほど，的確に人の弱点を見つけるのだという。満身創痍の小動物が，攻撃は最大の防御とばかりに一撃で敵に致命傷を負わせるがごとく，彼らは言葉の刃で相手のこころを深くえぐる。それこそが虐待の影響であり，生徒のSOSだと理解しているベテラン養護教諭であっても，「やっぱり，傷つきます」と苦い笑顔を見せる。

　トラウマがもたらす傷つきは，恐怖や不安，悲しみだけではない。恨み，疑惑，恥辱，殺意，絶望……言葉に尽くせない憤りであり，こころを蝕んでいく毒のようなものだ。そうした負の情動を向けられれば，支援者も傷つくし，消耗するのは当然である。

　さらに，支援関係におけるトラウマの再演にも巻き込まれやすい。トラウマを体験した人は，パワーの差に敏感である。支援関係には，いくら対等性を目指しても，「支援する側－される側」「体験を聴く側－聴かれる側」といった立場の違いに伴うパワーの差が存在する。トラウマティックな関係性を体験してきた人は，パワーを感じとっただけで，支援者から傷つけられ，操作され，貶められたと感じることがある。たとえ，支援者が有しているのが正当なパワー（専門性）であり，支援においてそれを乱用したわけではなくても，トラウマの影響を受けている人は「パワーは危険なもの，自分を傷つけるもの」という非機能的認知によって，不安や不信感を抱きやすい。

　対象者の不信や無力感が，試し行動や挑発，暴言やクレームで表さ

れたとき，支援者は落ち着いて「何が起きているのか」を考えたい。それらの言動に対して，叱責や批判，反論で応じてしまうと，それは暴力の再演になる。あるいは，対象者を避けて，支援をあきらめたり，放棄してしまえば，ネグレクトの再演になる。支援者による再演は，対象者に再トラウマを与えてしまう。

　対象者の再トラウマを予防するためにも，トラウマのメガネを用いて，支援関係で何が起きているのかを見ていく姿勢が求められる。

第9章

児童福祉・
母子保健領域での
トラウマインフォームドケア

なぜ？ 効果のない工夫

　児童養護施設で暮らす小学校低学年の女児は，自分の思いどおりにならないことがあると，物を投げたり，ほかの子どもの持ち物を壊したりする。そのため，児童相談所の児童心理司が施設を訪問し，隔週でプレイセラピーを実施していた。プレイセラピーでは，セラピストを独占できるのが嬉しいのか機嫌よく遊んでいるが，日常生活での様子にはあまり変化がみられなかった。気分にムラがあり，何でも自分の思いどおりにしようとする姿は，施設職員の目には，自己中心的でわがままな子どもと映っていた。

　施設内でのトラブルが続いたため，職員は，まずルールを明確にすることにした。DV のある家庭で生まれ，傍若無人に振る舞う父親とうつ病を患った母親から十分な養育を受けられなかった女児は，ネグレクトと親の養育困難を理由に施設入所に至った。そのため，職員は女児が「してよいこと／悪いこと」の区別がついていないのだろうと考えた。女児のわがままな行動は，生育環境による道徳性

の欠如とみなされ，施設での育てなおしが必要と思われたのだ。虐待によって入所した児童のなかには，本児と同じように，攻撃的な言動が目立つ子どもが少なくない。そこで，これを機に施設全体でルールを共有しようという方針が立てられた。

ルールは，年齢に合わせたシンプルなものとし，「暴言や暴力の禁止」「他者の持ち物には触れない」という内容に絞った。もちろん，ルールが守られたときには十分にほめて，子どもの自信や自己肯定感を高めようとも考えていた。行動療法の原理をふまえ，トークン（ごほうび）を活用し，暴れずに過ごせた日には，壁に掲示した台紙にシールを貼るという工夫も行った。シールがたまったら，好きなお菓子を食べられるという仕組みである。ごほうびがあることで動機づけが高まり，子どもの頑張りを目に見えるかたちにすることで達成感が得られやすくなるだろうと思われた。事実，これまでほかの子どもに同じような方法を用いたときには，これでとてもうまくいっていた。

取り組みを始めてしばらくは順調であった。女児もルールを理解したようだったし，シールにも関心を示した。ところが，すぐにまた問題行動が再発した。職員が何度もルールを言って聞かせるが，守れない。結果，用意したシールを与える機会もなく，ふだんから落ち着いている子どものシールだけが増えていった。あげく，女児は壁に張り出された台紙を剥がして破り，たくさんシールを集めていた子どもたちからひんしゅくを買うことになった。

職員は，女児の衝動性が原因と考え，精神科に連れていくことを考えた。

この施設の取り組みは，とりたてておかしなものではないし，むしろよくやっているほうだろう。子どもの発達を考慮し，簡単なルール

を繰り返し伝えるのは，社会性を育むための基本的なやりかたである。できたらほめるといった肯定的フィードバックやトークンの活用も，動機づけを高める教育法として定番のものである。みんなで競いながら達成感を得る工夫も，学級でよく用いられている。実際，職員が経験していたように，それでうまくいく場合も多い。

　ところが，こうした対応は，トラウマを抱えた子どもには適さないことがある。

ルールを守らせるまえに

　本来，トークンは，すでにスキルとして身についている行動を維持し，向上させるという強化の原理に基づくものである。たとえば，小学校で朝顔の水やりをするたびにシールを貼るとか，ランニングで走った距離をグラフで示したりするのは，「できること」を習慣づけるための課題である。あえて，ほかの子どもたちとの差を示すことで，それが得意な子どもの自尊心を高めたり，かなわなくて悔しいという思いがやる気につながったりすることもある。教育場面では，よい意味で，こうした競争原理が用いられることが多い。

　一方，骨折して歩けない患者に，トークンを用いて歩かせようとしたり，他者と競わせたりすることはない。歩けないのは，動機の問題ではないからだ。できない目標を掲げて頑張らせようとしても，残るのは本人の無力感と屈辱感だけである。むしろ，歩けないのは当然であることを説明し，努力や気合が足りないせいではないと伝え，歩けるようになるというゴールのために，今しなければならないこと（安静，休養，気持ちを前向きに保つことなど）を話し合うべきである。もちろん，リハビリが始まればトークンも役に立つが，最初のうちは，参加（チャレンジ）

することを目標にする。その段階でのゴールは，歩けるようになることではなく，歩けない自分を責めない，焦らないことである。

学校や施設において，子どもが暴れないことは，あたりまえの（できるはずの）行動目標に思えるかもしれない。しかも，かなり低い（簡単な）ゴールだと。たしかに，小学生であれば，暴言や暴力を用いずに，友だちやおとなと関われる子どもがほとんどであり，他者の持ち物をとってはならないことも理解している。しかし，それには自分の感情と行動がコントロールできなければならない。トラウマのある子どもの多くは，それが苦手である。そのスキル自体が身についていないからだ。この女児も，それができないから問題になっている。

骨折で歩けないのとは異なり，もう小学生なのに暴言や暴力が収まらないとき，職員はしばしば「善悪の判断がつかないから」とか「我慢が足りない」と判断し，ルールを何度も教えたり，辛抱させようとしたりする。なんとかやる気を出させようとして，集団でトークンを用いたポイントやレベル制を導入することもあるが，トラウマのある子どもは，それにプレッシャーを感じ，反感を覚えることが多い。他者と比べて「できない」点に注目されることで，恥の気持ちや自責感がさらに強められ，安心・安全とは逆の「不安・脅威」しかもたらされないからである。

集団生活を安全に送るうえでルールは欠かせないものである。しかし，ルールを示すだけでは，それを守る意義は伝わらず，どうやって守ればよいのかもわからない。DVの怒鳴り声や体罰にさらされてきた子どもは，暴言にならない話しかたや暴力を用いない関わりかたがわからない。職員がモデルとなって，具体的にやりかたを示していく必要がある。子どもであれおとなであれ，ルール破りの問題を扱うには，その人自身が過去にルールを破られた体験についてケアされなければならない。

TICでは，ルールは単に守らせるものではなく，ルールについて話し合い，ルールに対する本人の反応を理解することから始める。かつて，本人がルールを破られた体験は被害である。その苦痛を受けとめ，その苦痛はもっともであると妥当化する。子どもというのは，おとなよりもずっとルールの価値を理解しているものである。子どもに「ルールがなかったら，どうなる？」と尋ねてみれば，「楽しくない」と答えるはずだ──「ルールなしで，ゲームやスポーツをやってみよう」と提案したなら，それがいかにナンセンスであるか，誰でもわかるだろう。ルールとは，行動を制限するものではなく，本来，そうした楽しさを守るものなのだ。しばしば，おとながそれをコントロールの手段として利用（悪用）しているだけである。

学校や施設でルールを決める際も，行動の制限や禁止のためではなく，みんなで楽しく安心して過ごすための決まりとして，子どもたちと一緒に考えるのがよいだろう。おとなの入所施設でも同様である。大切なのは，ルールがあるほうが「楽しい」「安全」だと，全員が感じられることである。職員の「楽さ」や「保安」が優先されるべきではない。

感情の理解

前述の女児に対して，TICによる取り組みとして，どんな支援ができるだろう。

職員は，女児の気分のムラや衝動性という"問題行動"について，その子どもが「どんなときに・どうして・どうなった」を理解することから始めた。子どもの行動が，どんなタイミングで起こり，本人のなかで何が起きていたのか，本人と一緒に探していくことにした。

当初，女児の行動は，自分の思いどおりにならないときに起こると考えられていたが，よく観察していくと，周囲が別の話題を始めたり，女児のそばを離れたりしたタイミングで生じやすいことが見えてきた。その場にいた職員や子どもにとって，それは何も気にならないような場面であった。話題が変わったのは，自然な会話の流れにすぎなかったし，席を立ったのも用事を済ませるためだった。しかし，その何気ない日常のシーンは，女児にとっては，あたかも自分がいないかのように扱われたと感じられるものだった。その瞬間，「なんだかモヤモヤして」とっさに物を投げつけてしまうことがわかってきた。

両親の DV 関係や精神症状の影響で，女児が親から受けるまなざしや関心は，いつも不安定なものであった。それらは，つねに親の気分や体調次第。そばにいながら目も合わせてもらえず，何日間も放置されることがある一方，気まぐれに可愛がられて，遊んでもらえることもある。女児が親に甘えようとすると，次の瞬間には「まるでいないかのように」無視され，邪険に扱われたりする。女児にとって，それはとてもおそろしく，混乱するものだった。しかし，その不安や恐怖を受けとめてもらえない状況では，そうした気持ちを感じないようにするしかない。家庭で暮らしていたときの女児は，暗い部屋で一人，おとなしく座っていたという。暴言を吐いたり，暴力を振るったりするどころか，発話も少なく，どんなに空腹でも黙って水を飲んでしのいでいるような子どもであった。

施設の生活に馴染むなかで，職員や子どもがふと視線をそらしたり，話題を変えたり，ふいに離れたりする場面は，女児が家庭で「まるでいないかのように扱われた」記憶を想起させるものだった。過去の場面が具体的に頭に浮かぶというより，不安や恐怖がこみあげる。「なんだかモヤモヤする」としか表現されなかった気持ちの奥には，怒りや無力感，寂しさやみじめさがある。とっさに手にした物を投げつけ

るとき，女児のこころのなかは，自分でもわからない激しい感情が渦巻いていたのだ。

　本児に必要なのは，物を投げる行動をやめるようにコントロールすることではない。その行動を引き起こす感情を整理し，安全なかたちで表出していけるようにするための支援である。女児の家庭では，親が子どもの感情体験や感覚に合わせて「嬉しいね」「びっくりしたね」「痛かったね」といった声かけをすることがなかった。本来，子どもの感情は，こうしたアタッチメントのなかで育まれる。不快な感情は，親になだめられ，収まっていく。しかし，ネグレクトや暴力のある家庭では，気持ちを安心して感じたり，表出したり，受けとめてもらえることがない。気持ちを感じないように生きてきた女児が，施設職員とのアタッチメントによって，心身の状態に調和したフィードバックを繰り返し受けていくことで，「嬉しい」「驚き」「苦痛」といった感情や感覚を認識していけるようになる。

　どんな感情も受け入れてもらえるという体験を経て，子ども自身で不快な感情を持ちこたえられるようになっていく。

感情表現のサポート

　職員は，女児が物を投げてしまう直前の「なんだかモヤモヤした」気持ちを理解しようとした。とはいえ，「どんな気持ち？」と尋ねたところで，本人はうまく答えられない。そのため，ふだんの生活で感じることから扱っていくことにした。まずは，子どもが気持ちについて話したり，感じたりするのに慣れていくことから始め，できるだけ子どもが楽しく取り組めるようにした。

　ゲーム形式で「気持ちの名前」を挙げていこうとすると，「えー，

わからない」とモジモジして，言葉で表現することができない。絵を
描くのが好きな子だったので，「今の気分を塗り絵にしよう」と提案し，
職員がハート形の枠のなかにクレヨンで色を塗ってみせると，女児は
しばらくそれを眺め，「これでいい？　こう？」と何度も確認しながら
職員の描いたものを真似し始めた。途中から夢中になり，いくつかの
色は枠からはみ出すほどの勢いがあった。職員は，どんな気持ちが表
されているのか興味はあったが，あれこれ尋ねるのは控えて見守った。
塗り終わると，女児は「終わり」とすっきりした表情をみせ，「また，
やる」と言った。そこで，週に何日か，職員との塗り絵の時間を設け
ることにした。

　気持ちをほとんど話せなかった女児であるが，その日にあった出来
事を話しながら塗り絵をするなかで，職員が「そんなことがあったら，
いやな気持ちになるよね。これはそのときの気持ちの色なんだね」「こ
れはどんな気分なの？」といった声かけをするうち，少しずつ気持ち
が表現されるようになっていった。最初のうちは，「いやだった」「い
やじゃなかった」の2つしか言えなかったが，次第に「ちょっとい
やだった」など，わずかながらも表現が増えていくと，職員も女児の
気持ちを察しやすくなり，共感的に話を聴けるようになった。それに
よって，両者の関係性も少しずつよくなっていった。

　とはいえ，すぐに行動が改善されたわけではなく，時折，物を壊し
てしまうこともあった。しかしそんなときには，「イライラしてしまっ
た」と，そのときの気持ちを振り返ることができるようになり，「後
悔している，悲しい」と泣くこともあった。自分でも変わりたいとい
う動機が高まってきてからは，職員と一緒にリラクセーションを練習
し，寂しさやイライラを感じたときには，呼吸法で落ち着いたという
成功体験も重ねられるようになった。

感情へのおそれを認める

　逆境的な環境で育った子どもやおとなが感情を自覚し，適切にそれを表現し，さらには他者の気持ちを理解できるようになるには，感情に焦点を当てた日々の取り組みが大切である。こうした人たちにとって，感情とは自分を振り回し，つらくさせるだけの厄介なものである。感情は，キレたら止まらない，落ち込んだら抜け出せないという自分ではコントロールできないもので，感じないほうがよいと思われている。

　情緒不安定な親の態度を見て，感情の表出とは，怒りを暴発させることだと思っている場合もある。子ども時代に自分の感情を表したとき，「うるさい」と拒否されたり，虐待されたり，無視されたりした経験を重ねていれば，感情を表出するのは危険で無意味なことだと考えるようになる。

　そのため，感情について尋ねたり，感情にまつわる課題を提案したりすると，抵抗を示されることが多い。少なくとも，ほとんどの場合，乗り気ではない。

　しかし，今このときも，その人の感情は動いている。感情に対して抱いている不安やおそれは，トラウマのメガネで見れば，まったく妥当なものである。「そんなふうに感じるのは，自然なこと」とトラウマの影響を共有しながら，今，あるいは，ふだんの気持ちから扱っていくとよい。トラウマにまつわる感情は，感情調整のスキルが身につき，トラウマに関する心理教育がなされたあとで扱われる。

関わりの難しい親への支援

　現在，2人目の子どもを妊娠中の20代女性。最初の妊娠をきっかけに高校を中退し，結婚して出産したが，夫のDVにより数年で離婚。頼れる実家や親戚もなく，うつ症状から養育困難になったことで子どもは児童養護施設に措置された。

　児童相談所が連絡をすると，電話では面接の約束に応じるものの，当日になると姿を見せない。気分の浮き沈みが激しく，ハイテンションな様子で「子どもを引き取りたい」と要求してくるときもあれば，部屋にひきこもって電話にすら出られないときもある。交際相手が頻繁に変わっているようで，お金のトラブルも起きている。クリニックや児童相談所の職員が懸念を示すと，ふてくされた態度で口をきかなくなる。

　扱いかねると手を焼いていた関係者は，彼女が2人目を妊娠したという知らせを受け，「今度は育てられるのだろうか」と不安になった。

　子どもの養育が困難な親への支援では，支援者は，子どもと親の双方の安全や意向を考慮していかなければならない。家庭で育てられない子どもは施設や里親などの社会的養護のもとで生活することになるが，離れて暮らす親が子どもに関心を向け，少しでも安定した関わりをもてるように支援していく必要がある。

　家庭での養育が難しい事情はさまざまであるが，多くの場合，身近で助けてくれるパートナーや親族・友人などの不在，生活の経済基盤の脆弱さ，そして親自身の精神健康の状態の悪さといったように，社会的資源やメンタルヘルス面に問題がある。継続的に支援者が関わっ

ていても，親の状態が不安定であったり，うまく関係が築けなかったりすることも少なくない。

　どうして，彼女はうまく子育てができないのだろうか？　なぜ，母親の立場でありながら，子どもよりも男性を選ぶような生きかたを送っているのだろうか？　こんなにたくさんの支援者が関わっているのに，誰とも信頼関係が築けないのは何が問題なのだろうか？　こうした疑問について，TIC の視点で理解していくことが役に立つ。

　支援者の心配をよそに 2 人目の妊娠に至った女性は，子どもの頃から親との折り合いが悪く，思春期に家出を繰り返すなかで，街で出会った男性から幾度となく性被害を受けていた。自暴自棄な気持ちと，自分を救い出してくれる男性を求める思いのなかで，何人もの男性と性関係を重ねるうちに最初の妊娠が発覚。それまでの人生をリセットできるような気がして，みずから望んで結婚と出産を選択したものの，夫からの DV はひどくなるうえ，一人きりの子育てはわからないことばかり。彼女が思い描いていた幸せとはかけ離れた家庭生活が待ち受けていた。

　とはいえ，彼女は決して一人きりだったわけではない。10 代の若年妊婦に対する社会的サービスは手厚く，保健所や医療機関，行政の職員など，たくさんの支援者が彼女に関わってきた。生活保護の申請手続きなど，彼女の生活を支えるために職員が手を尽くし，多機関で連携しながら，若い新米ママを熱心にフォローしていたのも事実である。

　しかし，実母に対して否定的な思いを抱いている彼女にとって，自分の生活にあれこれ口を出してくる支援者たちは「うちのババア（実母）」のようにしか見えない。そんな支援者から「あなたはお母さんなんだから」と母親の自覚を促されると，「なんかムカつく」と感じる。うまく授乳する方法を教えてほしいだけなのに，訪問に来た助産師は，

しきりに男性との交際状況を聞いてきたり，夜遊びやリストカットを咎めたりするので鬱陶しい。心配そうな顔で近づいてくるくせに，結局，誰も彼もが説教ばかり。支援者という立場の人に会うたびに，「内心では，私のことをバカにしているくせに」と思い，次々に関係を断っていった。実際，未熟で情緒不安定な妊婦に対して，批判的な態度をとる支援者も少なくなかった。

　幼少期からの母親との葛藤に加え，思春期の度重なる性被害によって傷つけられた自尊心と自己否定感は，支援者との関わりを遠ざける一方，男性やセックスへの依存につながっていった。彼女にしてみたら，上辺だけ親切に振る舞う支援者よりも，はっきりと「おまえはバカだ」と突き放す男性のほうが，ずっと誠実で，信用できる相手のように感じられたのだ。支援者から上から目線で助けられるのはみじめだが，男性には自分が尽くしてあげることができる。彼女にとっては，正しいことばかり押しつけてくる支援者よりも，自分を求めてくれる男性との関係に価値を置くのは当然かもしれない。

　女性は，自分のことをわかってほしいと思っていたし，他者の助けも必要としていた。しかし，こうしたサービス利用者に対して，支援者が共感的な理解を示すのは容易ではない。生まれてくる子どものことを考えると，つい非難めいたまなざしを向けたり，「正しい方向に導かなければ」という焦りが生じたりすることもある。「どうして？」と相手を知ろうとするよりも，「どうして！」と責める気持ちが上回ってしまうのも，よくあることかもしれない。

支援者のまなざしを変える

　うつ症状があるから，子育てができないのではない。男好きだから，

多数の性関係をもつわけでもない。支援を必要としていないから，支援者をあてにしないのでもない。育ってきた家庭やそれまでの生活で安心感が得られなかったこと，家を出てからも安全感が損なわれ続けたこと，そうしたトラウマの積み重ねが，生きかたのクセをつくっていく。トラウマがあるからこそ，うつ症状が生じるのであり，トラウマを体験したからこそ，不安定な関係性が繰り返されるのである。

　現在，起きている問題は「原因」ではなく，トラウマによる「結果」かもしれない。精神不安定だから。未熟だから。自覚が足りないから──言葉にはせずとも，支援者が感じている対象者への非難や否定が，つながりを必要としている人を排除してしまう。子育て支援や虐待への介入における親へのサポートでも，トラウマのメガネを用いて，子育てや生活態度に表れているトラウマの影響を見ていく必要がある。親のトラウマを理解することで，親と子どもの双方にとって有効な支援策を考えていくことができる。

第10章
非行・犯罪領域での
トラウマインフォームドケア

非行・犯罪と逆境体験

　女児への強制わいせつを繰り返し，3度目の実刑を受け，刑務所に収監された40代男性。たまたま公園でスポーツ新聞を広げていたら，女児のほうから性的な記事に興味を示してきたので声をかけ，いやがる様子がなかったので，服を脱がせてからだを触ったという。相手が子どもだったのは犯罪とみなされても仕方がないが，無理強いはしていないし，合意の上だったと本人は思っている。犯行に及んだのは，職場をクビになり，暇だったから。お金もないので公園で時間をつぶしていただけ，と言うが，小学生の下校時間に通学路をうろついていたことが防犯カメラで確認されている。

　男性が小学生のときに，父親は失踪。酒を飲んでは，妻や子どもに手を上げていた父親は，ギャンブルでの借金を残したまま行方知れずになった。貧困家庭で余裕がなく，汚れた身なりで学校に通っていた彼は，女子から露骨ないじめを受けた。勉強についていけず，中卒で工場勤務を始めたが，同僚からもバカにされ，給料をだまし

123

取られたり，詐欺の片棒を担がされたりした。ふだんはおとなしいが，急にキレて職場でトラブルを起こすことがあり，職を転々していた。婚姻歴があるが，妻に給料が低いと責められたことに腹を立て，殴りつけたところ，妻は家を出ていった。

性加害を始めたのは，18歳の頃。ストレスがたまると自宅でマスターベーションにふけり，そのうち「子どもはいやがらないかも」と思い，性器露出やわいせつ行為を繰り返すようになった。子どもが自分の言いなりになる姿を見ると，興奮して気分が晴れ晴れした。職場でのストレスを感じるたびに，頭のなかは性的なイメージでいっぱいになる。「もう刑務所はいやだ」と思う反面，「きっと捕まらない。早くやりたい」という衝動が抑えられなくなっていった。

　暴言，暴力，詐欺，搾取，危険運転，違法薬物使用など，非行や犯罪とみなされる行為をトラウマインフォームドな視点で見ると，そうした行為を行った人たちの多くが背景に幼少期の逆境やトラウマをもつことがわかる。トラウマインフォームドケア(TIC)進展の基盤となった小児期逆境体験（ACEs）に関する研究（第6章参照）では，18歳までの家庭におけるさまざまな虐待被害や養育機能不全が，社会的，情緒的，認知的な損傷をもたらし，それが健康を害するような生活行動傾向につながり，疾病，障害，社会不適応を引き起こすことが明らかにされている。情緒面や対人関係の問題を抱えたまま思春期を迎え，自分なりにその苦痛を軽減しようとする自己治癒的な飲酒・喫煙，性行動，薬物使用などが始まると，それがさらなる社会不適応や心身の疾患につながり，早すぎる死を招く。矯正分野においても，刑事司法制度が関与した非行少年の4人のうち3人にトラウマ歴があるなど[28]，幼少期にトラウマ体験がある成人の収監率が高いことが指摘されている[29]。

　事例に挙げた性犯罪の加害男性も，幼少期に家庭でのDVや虐待，

親との離別や貧困を経験し，学校でのいじめや職場でのさまざまな被害を受けていた。10代から始まった性加害では，性器を露出したり，幼い子どもを従わせたりする行為によって，自分の強さを感じようとしている。それまで，親から守られず，同級生や同僚からも暴力を振るわれたり，搾取されたりするばかりだった彼にとって，無力な子どもは，自分の怒りやむなしさをぶつける対象としてうってつけだった。仲間や配偶者を求める気持ちもあるが，対等に扱ってもらえず，彼自身も相手を大切にすることができない。感情は抑圧するか，爆発させて，対人トラブルを起こしてしまう。

そのため，イライラを発散するには，性的な手段しかすべがない。刑務所への収監をおそれる気持ちもあるが，それよりも幼い子どもに近づきたい衝動が抑えられない。本人にしてみれば，そもそも子どもに暴力を振るっているつもりはないのだ。子どもは自分になついている。一緒に楽しみたい。バレなければ問題ない。そう思う彼にとって，それは犯罪ではなく，長年求めてきた「親密さ」が感じられる体験にほかならない。

非行という「防具」

逆境やトラウマ体験によって安全と安心が損なわれた子どもは，つねに警戒と怯えによる過覚醒状態にある。あらゆる刺激に対して敵意や怒りで反応すると同時に，悲しみや孤独，みじめさといった感情は抑制され，何でもないように振る舞う。あきらめや不信感は，期待しても意味がないという静かな攻撃性となって周囲のおとなに向けられ，子どもに関わろうとする人たちを試し，裏切り，拒絶する。こうした対人関係のコントロールは，無力さや非力さから脱し，少しでも有力

感や効力感を得ようとする子どもなりの方略といえる。

しかし，そうした奮闘は，その子どもに対するおとなの否定的な感情（可愛げがない），認知（期待しても無駄），行動（関わりたくない）を引き出すばかりで，身近な人との関係性は悪化の一途をたどっていく。これもトラウマティックな関係性の再演といえよう。

可愛がってもらえない，期待してもらえない，関わってもらえないというトラウマティックな関係性の再演は，再トラウマを体験でありながら，やがて安定したパターンとして定着していく。子どもにとって，愛されないことや傷つけられることは「おなじみのパターン」であり，むしろ自分のことを大事にされたり，期待されたりすることには不慣れなために，かえって落ち着かなくなってしまう。「何か裏があるに違いない」という不信と，「がっかりされたらどうしよう」という不安から，先手を打って関係性を切ろうとする。喪失を先取りすることでしか，喪失のおそれに立ち向かうことができないのだ。

一方，トラウマティックな関係性の再演に巻き込まれたおとなも，子どもとの関わりのなかで傷ついていく。子どもに試され，裏切られ，拒絶されることは，それがトラウマの影響であると理解している支援者にとっても，つらい体験である。感情を麻痺させながら淡々と対応したり，柔軟性を欠いた一律のやりかたで進めようとしたりすることは，援助現場ではしばしばみられる働きかただが，それがトラウマにさらされるなかでのサバイバル術であることにすら気づけなくなっている。実際には，こうした支援者自身の感情の麻痺や思考の狭小化は，まさに子どもが示しているのと同じトラウマ反応だといえる。トラウマティックな関係性の再演のなかで，支援者も傷つき，そして無自覚に子どもを傷つけてしまうのである。

そんなおとなとの関係性のなかで生きる子どもの嘘やごまかし，威嚇や暴言・暴力，性的挑発，酒・タバコ・薬物の使用は，傷つけられ

てきた子どもにとって鎧のようなものであり，逆境を生き抜く防具といえる。身近なおとなに守ってもらえなかった子どもは，一人で闘い，生き延びるしかない。「世の中は，やるかやられるかだ」「相手が悪い，自分の行為は正当防衛」「社会のルールのほうが間違っている，自分はそんなルールは認めない」——こうした自分を守る思考は，自己中心的な行動につながり，人や社会，そして自分自身を傷つける。鎧のなかの未熟で脆弱な子どもの姿は，おとながそこに目を向けなければ見ることができず，気づかれることもない。防具はやがて武器となり，対処行動は非行や犯罪とみなされるようになる。

加害者臨床におけるトラウマの理解

　とはいえ，幼少期に逆境やトラウマを体験した人がすべて，非行や犯罪に至るわけではない。武器で自分を傷つける人もいれば，他者を傷つける人もいる。その違いはどこにあるのだろうか。

　逆境やトラウマによって，何も頼れない，誰も信じられないといった状況に置かれたとき，一人でも自分をわかってくれるおとながいたことは希望につながる。祖父母，親戚，教員，近所の人など，誰かがそばにいてくれて，守ってもらえたと感じられたことで，「自分は生きていてもいいんだと思えた」と語る人は少なくない。逆にいえば，そうした出会いがなければ，自分には生きる価値がないと思いながら生きていかざるをえず，よりよい人生を選ぼうとすることはできない。

　被害から加害に転じるということは，「やられたから，やり返す」といった単純な報復の連鎖で理解できるものではない。「自分には生きる価値がない」といった絶望のなかで，自暴自棄となって犯罪行為が生じる。彼らは，相手の気持ちを無視して加害に及ぶが，そもそも

自分の気持ちにも気づいていない。自分の利益を優先させているようで，実のところ，それすらどうでもいいと思っているふしもある。

　一昔前の不良少年のように，"根性を入れて"おとなや社会に反発する気概もなく，せいぜいおとなの裏をかこうとするも，結局，近寄ってくるおとなに利用されるだけの非行少年を見ると，彼らはただイライラや不満をやり過ごしたいだけで，何かに抵抗してまで自分が守りたいものもなければ，自分の願望や欲求すら感じられていないようにも思える。駅員や部下，妻や子どもといった，自分より立場の弱い相手にしか強く出られない加害者にも，相手を支配したい欲望というより，むしろ甘えている（甘えが許されると思っている）だけの未熟さがみられる。受動的で，流されやすく，不満や不快な感情を自分の力で持ちこたえられない。トラウマを抱えた人の非行や犯罪には，こうした傾向がうかがえる。

　加害者臨床においてトラウマインフォームドな視点をもつということは，加害者に被害体験があることを想定するだけでなく，どのようにトラウマが加害行為につながったのか，その機序（メカニズム）を明らかにし，それを具体的な教育や介入に反映させることである。被害体験があるからといって，加害に至った理由がわかるわけではないし，責任をとらなくてもよいという免罪符になるわけでもない。トラウマの有無やその影響を把握することで，加害が「たまたま起きたこと」や「改心すればやめられるもの」ではなく，その人なりの犯罪に至るプロセスがあり，反省や後悔といった心情だけで防げるものではないとわかる。

　アセスメントから介入にわたって一貫してトラウマインフォームドな視点をもつことで，犯罪の要因を明らかにし，有効な再発防止策を講じることができる。

加害者にとっての被害体験

　加害者にとって，自分がしたことを振り返るよりも，自分がされたことを思い返すほうが難しい。なかには，自分が受けた被害ばかりを延々と訴え，自分がした加害を省みることができない人もいるが，「あんなことも，こんなことも」と言葉ばかり並べても，被害体験にまつわる感情が想起されているわけではない。実際には，被害にまつわる記憶や感情に触れることは巧みに回避され，現在の不遇を嘆いているだけである。そのくらい，彼らは過去に直面することをおそれ，怯え，避けている。

　彼らは，加害に至るまで，長年にわたってトラウマから逃げ続けてきたといえる。自分の気持ちなんてわからないし，考えようとするだけでイライラする。「考えても仕方がない，大事なのは過去より未来」と"前向きに"捉えようとしてみても，その未来は過去と切り離せるものではない。加害に至った経緯を振り返らない限り，加害を手放す未来はない。つまり，過去の被害体験について振り返ることができなければ，その人にとって真に有益な再発防止策を立てることはできない。

　仮に，過去はさておき，未来を見据えた計画を立てようとしても，トラウマの影響を受けたままでは肯定的な将来展望をもつことはできない。トラウマは，認知の機能を低下させ，先のことを見通せなくさせる。刹那的な選択や判断を下しやすくなり，「自分は長く生きられない気がする」といった未来の縮小感も生じやすい。トラウマの影響があるうちは，長期的な人生計画を立てることは難しい。

　加害者自身の被害体験を振り返ることは，再犯防止にとって必要なだけでなく，みずからの行為による被害者の気持ちを理解するために

も欠かせない課題である。自分の被害体験にまつわる感情に蓋をしたままでは，被害者の気持ちは考えられない。もし，加害者が，自分が傷つけられた出来事について，何も感じなかった，大したことではなかったと思い続けているならば，自分が被害者に与えた痛みや苦しみも大したことではないと思うだろう。自分の痛みに気づいて初めて，自分が他者に何をしたのか考え始めることができる。

　加害をしたかどうかにかかわらず，自分のトラウマに気づき，それに向き合うことは容易ではない。幼少期から暴力や侵害があたりまえの日常を生きてきた人にとって，それらはあたりまえすぎて語る必要性がないものかもしれないし，つらすぎて語れないこともある。つらいのは，トラウマの恐怖そのものではない。恐怖にさらされた自分のみじめさや無力さ，恥辱感を思い出す苦痛が，トラウマの想起を回避させるのである。

加害者臨床における支援者の葛藤

　加害者が，トラウマを想起する苦痛に圧倒されることなく，自分自身の被害体験を振り返り，そして自分のした加害行為に向き合えるようになるためには，支援者の働きかけが重要である。しかし，矯正の領域で働く支援者にとって，加害者自身のトラウマの扱いに苦慮することは少なくないようだ。

　犯罪の背景には加害者自身のトラウマがあり，加害行為はその影響を大きく受けたものであるとはいえ，彼らが被害者に及ぼした影響も甚大である。被害者や社会へ与えた損害について理解させることは，加害者に対する矯正教育で取り組むべき重要な課題であり，支援者が「わからせたい」「反省させたい」と思うのも当然かもしれない。加害

者としての側面に着目し，自分がした加害行為の是非について考えさせるのは，臨床的なスキルを要するものではあるが，支援者自身の価値観と矛盾が生じることは少ないだろう。

しかし，受刑者への処遇にトラウマインフォームドな視点を取り入れようとすると，彼らの被害者としての側面が浮き彫りになってくる。支援者として，彼らの被害体験をわかろうとし，「わかってあげなければ」と思うと，矯正職員としての自分の立ち位置がブレるような気がするという。受刑者が生き抜いてきた過酷な人生に耳を傾けるうちに，「彼らはたしかに加害者だが，被害者ともいえる」と，被害者性に注目したくなることもあれば，逆に，「誰にでも被害者としての一面はあるのだから，結局は，彼らの意志の弱さが招いたこと。加害者になったのは彼らの責任であり，言い訳は無用」と，加害者性に焦点を当てようとすることもある。

どちらの考えかたが適切だとか，正しいというのではなく，加害者臨床において支援者の極端な認知，つまり，視点の極端さやブレが生じることこそが支援者へのトラウマの影響だといえる。受刑者への同情的な気持ちから，前向きに人生をやりなおしてほしいと温情的な措置を求めることも，彼らの被害的な言い分は聞き流し，あくまで自己責任を追及することも，どちらも受刑者の加害者性と被害者性を同時に扱う難しさから生じる反応である。

「被害か加害か」の前提を超えて

トラウマインフォームドな視点から見れば，犯罪にまで至った加害者は，トラウマから回復する機会も環境もなく，不適切な対処しかできなかったのだとも捉えられる。彼らを騙し，利用し，煽る仲間はい

ても，助けとなり，導いてくれる人はいなかったのかもしれない。トラウマを体験した人たちのなかでも，とりわけ困難な状況に置かれてきた彼らの言動は，一言で「トラウマの影響」と捉えるにはあまりにもこじれており，さまざまな問題が絡んでいる。その支援も一筋縄にはいかず，支援者は戸惑いや不全感を抱きやすい。

　たとえば，自分が起こした犯罪について「申し訳なかった」とは口にするものの，果たして本人はそれを実感しているのかわからないといった手応えのなさや手に余る感じ。刑が下されているにもかかわらず，「自分は悪くない」と言い張り，何につけても不満ばかりの態度を見れば，腹も立つし，あきれもする。それでも，受刑者の言い分に耳を傾けようとするが，本人にとって都合のいい話にしか聞こえず，次第に，自分が相手の自己満足のために利用されているような気すらしてくる。受刑者のなかには，取り返しのつかないことをしてしまったと落ち込み，涙を流す人もいるが，自分の身近な人や世間に排除されるおそれや怯え，不安に耐えられないだけで，結局のところ自己憐憫にすぎないことが透けて見えると，彼らに対して，つい冷ややかな目を向けてしまうこともある。

　こうした受刑者の実のない感じや空虚な話こそ，彼らの主体性や自我の欠如，感情の麻痺や抑圧，自己中心的で未熟な思考の表れにほかならないが，それにさらされる支援者にも殺伐とした気持ちや徒労感が生じる。トラウマに直接触れるわけではなくとも，受刑者のこじれたトラウマは，支援者の健康的な感覚をじわじわと蝕み，熱意を枯らしていくのかもしれない。トラウマの毒は，見えないかたちで伝染していくものである。

　従来のトラウマケアが被害者支援とほぼ同義で用いられていたのに対し，TICは，被害や加害といった立場を超え，あらゆる人を理解し，支援するための枠組みとして機能する。そのため，支援者は今後，被

害者性と加害者性の両方を扱う必要に迫られるだろうし，自分自身の立ち位置や状態にさらに自覚的であることが求められる。それは，複雑さを伴う困難な取り組みであるものの，すべての支援者にとって避けられない挑戦である。社会には，被害や加害が複層的に存在している。そこでなされる支援は，その複雑さを抜きにはできないものである。TIC はその複雑さを「見える化」し，さまざまな立場の人々の回復を支える基盤になるはずだ。

第III部

支援者のための
トラウマ
インフォームドケア

Trauma-Informed Care
for Practitioners

第11章
支援関係における
トラウマの影響

トラウマの現実に直面する

「どうしてこんなことに……」

　力なくうなだれる母親の表情は固く，腫れた瞼の奥には虚ろな瞳。眠れない夜を重ね，枯れるほどの涙を流したことがうかがえる。その足もとには，まるで乳幼児のように言葉にならない声を上げながら，母親にまとわりついている女の子。初めて出会うセラピストが腰をかがめて挨拶をしても，視線は合わず，はしゃぐような笑い声を立てながらも，その周りには，警戒心と緊張感が張りつめている。指しゃぶりと喃語のような発声のせいで，口の周りは唾液にまみれ，床を這いずりまわるうちに，衣服も乱れてしまっている。

　ほんの数日前まで，ごく普通の中学生として学校に通い，部活に取り組み，友だちに囲まれて過ごしていた女の子。その日は，文化祭の準備として，クラスの衣装をつくるための生地を買い出しに行ったところだったという。同級生と別れたわずか数分ののち，彼女と家族の人生は一変した。あたりまえの日常，平穏な人生は，そ

の日を境に失われた。

「どうしたらいいんでしょう……」

母親のつぶやきに対して，セラピストは，かけるべき言葉が見つからなかった。

20年近く前の出来事なのに，面接室での一場面は，今も私自身の記憶にはっきりと刻まれている。セラピストを名乗るにはおこがましい，心理臨床の実習を終えたばかりの著者の体験である。

「どうしたらいいんでしょう……」。悲しみも怒りも，あらゆる感情が色をなくし，生きる気力すら失われている母親の声。その声を受けとめ，その気持ちを理解し，その現実に一緒に向き合うにはどうすればいいのか。トラウマについて学んでいたとはいえ，机上の学問にすぎなかったことを思い知らされた瞬間だった。まるで赤ちゃんのようになってしまった彼女の姿に，トラウマのすさまじい破壊力を感じた。一瞬で，人をこんなにしてしまうなんて。そして，それが人によってもたらされた衝撃であるという現実。人が人を壊すという，自分が生きる世界の残虐さを目のあたりにしたときの戦慄と絶望感は，年月を重ねても薄らぐものではない。

連日のように報じられる悲惨な事件のニュースを耳にしていても，まさか自分が，あるいは家族や身近な人が，その当事者になるとは思わずに生きているものだ。この母親も，帰宅の遅い娘を心配していたところ，"無事"に帰ってきた姿に一安心したところだったという。ホッとして，つい小言の1つもこぼしそうになったとき，母親は娘の異変に気づく。

血まみれの下半身を引きずるようにして帰ってきた娘に対して，まるで「自分ではないかのような冷静な自分」がテキパキと情報を調べ，娘を産婦人科に連れていったという。レイプ被害の痕跡が確認される

と，母親はその足で警察へ出向いて被害届を出した。

　警察での事情聴取にきちんと受け応えをしていたという娘は，しかし翌日から言葉を失い，口に入れたものをすべて吐き出すようになった。無事ではなかったという現実が，ようやく実感をもって母親に感じられるようになってきたのは，事件後数日経ってからのことだった。事情を知らない同級生たちが，欠席が続く娘を心配して連絡をしてくると，「どうして，うちの子が……」と思わずにいられない。学校からの連絡を適当な理由でかわすことにも消耗する。文化祭の案内を目にした瞬間，叫び出しそうになったという母親。それを楽しみにしていた元気な娘の姿は，どこにもない。

　トラウマを体験したときに，誰もが感じる「どうしてこんなことに……」というやるせなさは，偶然，不運にみまわれたことへの驚きや戸惑いだけではない。そこには，人に対する強い怒りやおそれ，深い悲しみがある。そして，人への不信感や恨みは，そんな感情を抱く自分自身への嫌悪感につながっている。人は人によってトラウマを負う。

　支援者もまたトラウマによって衝撃を受けるのは，見聞きした出来事の大きさや対象者の病理の深刻さゆえではない。出来事や病理の向こうに見える「人の所業」を目のあたりにし，「自分さえよければ，相手がどうなってもかまわない」という自己中心性や残忍さ，「こんなことになるなんて思わなかった」といった楽観性や無責任さに直面すること。そして，支援者自身も，そうした暴力性や鈍感さと無縁ではないことを突きつけられるからではないだろうか。どんな人も，誰かを犠牲にし，現実を受け流し，何らかの責任を免れながら生きている。

　トラウマを負った人と支援者には，紙一重の違いしかない。あるいは，違いすらない。それと同じように，暴力性や鈍感さをもつ自分と，加害側に立つ人とのあいだにも，さほどの違いはないのかもしれない。支援者もまた，この社会で起こるさまざまな問題の責任の一端を担い，

第Ⅲ部　支援者のためのトラウマインフォームドケア

傍観者としての無責任さを抱えながら生きている。トラウマは，そうした支援者の人としてのありようを照らし，揺るがすものである。

揺れる支援者

　　ある支援者が出会ったのは，交差点に侵入してきた車に轢かれて子どもを亡くした夫妻であった。同じような境遇の当事者の会の運営をサポートする立場として関わるようになったのだ。以前，一般の相談機関で勤めた経験はあるものの，こうした体験を直接聴く経験はほとんどなかった。

　　夫妻が子どもを失ったのは1年以上前のことだったが，いまだに死に対する現実感がわかず，日が暮れる頃になると玄関から「ただいま」の声が聞こえる気がするという。食卓には，以前と変わらぬ人数分の料理が並び，子ども部屋も当時のまま。仏壇はなく，子どもの写真と花が飾られている棚の上には，納骨されないままのお骨が置かれているそうだ。同じような体験をもつ当事者は少なくなく，言葉を交わす参加者同士が淋しげな微笑みを浮かべたり，涙ぐんだりする様子がみられた。

　　最初は，こうした体験をした人がこんなにたくさん存在することに驚いた。会に足を運ぶ当事者は限られていると思うと，世の中にはどれほど悲惨な事故が起きているのかと暗澹たる気持ちになった。家族を突然失った人たちが気の毒でならず，事故を起こした加害者を許せなかった。

　　加害者だけでなく，こんな重大な問題を取り上げないマスメディアもひどいし，世間も無関心で冷たすぎる。警察も，裁判所も，医療機関も，一般市民も，まるでわかっていない！　どうして落ち度

のない人が命を落とさなければならないのか。加害者を裁く法律も
甘すぎる！

　でも，自分だって無関心だったではないか。事故の報道を聞けば
胸が痛むが，交差点に手向けられた花束を気に留めることなく日常
を送り，"甘すぎる"法律に守られて生活している。それはあたり
まえのことかもしれないが，そんな"あたりまえ"を奪われた人た
ちをまえにすると，申し訳なさと自責感でいっぱいになる。当事
者の一人から「われわれは交通事故という言葉を使わない。これ
は交通犯罪です」とやんわり指摘されるに至っては，同じ経験をし
ていない自分は，この場にいる資格すらないのではないか……と思
えてならなかった。

　相手の心情を共感的に理解していく臨床活動において，支援者がト
ラウマの影響を受けるのは当然である。どんな相談内容であれ，支援
者はそこに想像をめぐらせ，それを対象者と共有すべく理解に努める。
しかし，子どもを失った体験に思いを至らそうとすれば，否が応にも，
わが子（家族）の喪失イメージが随伴する。もちろん，支援者自身のイ
メージは，対象者が体験したものとは異なり，理解のための手がかり
にすぎない。それでも，対象者にとってどんな体験だったのだろうと
考えるとき，支援者の頭のなかには，トラウマを負う自分自身の姿が
浮かび，支援者のからだは，トラウマによる痛みや戦慄を感じとる。
当事者の経験に寄り添おうとすると，世の中の無関心さや社会の認識
に愕然とし，義憤にかられることもある。

　このように，トラウマ臨床に携わる支援者は，相手の立場や心情に
わが身を重ねるような体験をしながら，その一方で，当事者との違い
や溝を痛感し，罪悪感に苛まれることがある。同じような苦しみを経
験していない自分は，相手のことを理解できないのではないか。支援

第 Ⅲ 部　支援者のためのトラウマインフォームドケア

者を名乗るのはおこがましい気がする。幸せに生きていることが罪のように感じられる。当事者でもない自分にできることはない……。こんなふうに，支援者の立ち位置が極端なものになってしまうことはめずらしくない。

　被害者支援において，支援者と当事者の距離感を自覚し，バランスをとることは，支援者の課題の1つであろう。援助のなかで当事者と過酷な現実を共有することによって，しばしば支援者と当事者のあいだには過剰な一体感が生じる。マスメディアとの攻防や司法手続きの苦難をともに経験するなかで，まさに戦友とも呼べるようなつながりが感じられることもある。それは隣人として寄り添い続けることを理念とする被害者支援において大切なことではあるが，支援者自身の義憤や思いが先行していないか，つねに意識を向ける必要がある。援助は，支援者自身のトラウマを乗り越えるためのものではない。

支援者と当事者のパワーゲーム

　支援者が被害者のトラウマ体験に圧倒され，当事者ではない自分を部外者だと感じるとき，支援者は無意識のうちに，立場をめぐるパワーゲームに巻き込まれている。「当事者が上－非当事者は下」という非対等な関係性も，トラウマの影響を受けたパワーの乱用と見ることができる。

　当事者に対して支援者が言いなりになってしまう関係性は，相手へのリスペクトや自分の謙虚さを表すものではない。犯罪被害によってパワーを奪われ，無力感に陥ったとき，人は何らかの手段でパワーを取り戻そうとする。それは回復の過程において必要なことだが，パワーの乱用は暴力や抑圧の再演につながる。そうしたトラウマティックな

関係性の再演は，被害者自身にとっても安全ではないし，支援者との
つながりも壊してしまう。

トラウマがもたらす蜜月と孤立

　養護教諭が女子生徒に兄からの性被害を打ち明けられたのは，1
学期も終わろうとする頃だった。中学校に入学して4ヵ月経つが，
親しい友だちはいないようで，しょっちゅう一人で保健室に来る。
養護教諭はそんな彼女を気にかけていたが，本人は「大丈夫」「何
もない」と言うばかりだった。

　その日も，女子生徒は体育のプールを休んで，保健室に来ていた。
みんなと着替えるのがいやだと言う。「……先生にだけ言うんだけ
ど，誰にも言わないって約束してくれる？」という生徒の言葉を聞
いて，養護教諭は一瞬迷ったものの，ようやく悩みを打ち明けてく
れると思うと，この機会を逃してはならないと考えた。「何でも話
してみて」と促すと，2年前から高校生の兄が夜，布団に入ってく
るようになり，からだを触ったり，裸の写真を撮るのだと話した。
「絶対，誰にも言わないで」「写真を見られるくらいなら死ぬ」と言
い，頑なに家族への連絡や担任との共有を拒んだ。

　養護教諭は，担任や管理職に報告する必要性を感じながらも，女
子生徒の抵抗感もわかる気がした。自分もそんな目にあったなら誰
にも知られたくない。報告しても，ほかの教員が彼女の気持ちを理
解してくれるとは思えない。ここで彼女の信用を裏切ったら，それ
こそ彼女は深く傷つく。彼女を守れるのは私だけ。「わかった」と
返事をしたときのホッとした表情の彼女を見たら，これでよかった
のだと思えた。

第Ⅲ部　支援者のためのトラウマインフォームドケア

　ところが，秘密の共有によって二人の距離が縮まったと感じられたのも束の間，学校や児童相談所が介入しないまま夏休みを迎えた彼女は，学校という逃げ場を失ったことで，さらに深刻な性暴力を受けるようになった。兄から逃れるために家出をし，夜の街をさまよううち，あやうく事件に巻き込まれるところであった。

　支援者が必要な連携や通告を行うことは，対象者を守るための職務上の責任である。しかし，支援者がよかれと思い，あるいはやむをえず，一人でケースを抱え込んでしまうことがある。一人でできるという自信があるからではない。多くの場合，一人ではできないという自分の限界を自覚している。しかし，それと同時に，他者とはもっとできないと思っている。ケースの抱え込みの根底には，自信のなさと他者不信がある。

　トラウマの話が共有されづらく，秘密にされてしまいやすいのは，本人が知られることに抵抗感や恥の気持ちを抱いているからだけでなく，支援者も同じようにトラウマを語ることに抵抗を感じ，それが恥をもたらす体験だと認識しているからだ。そうした支援者の態度は，相手を思いやり，守ってあげているように見えるが，被害は語れない体験であるというスティグマを与えている。図らずも，秘密を強いる加害者と同じように，沈黙を共有する関係性を再演しているともいえる。

　「誰にも言わないで」という生徒の頼みは，心理的な安全のための要望だったが，結果的にはさらなる危険につながり，支援者が秘密に加担することで心身の安全が損なわれることになってしまった。

　トラウマ臨床では，治療同盟（therapeutic alliance）が築きにくいという難しさがある。通常，信頼関係をつくっていくには時間がかかる。一方で，救済者と弱者という関係性や秘密の共有による不適切な親密化

が起こるのは，あっという間である。あたかも"蜜月"のような一体感をもたらすものの，パワーとコントロールによる上下関係や秘密を介した閉鎖的な関係は，それこそがトラウマティックな関係性の再演である。そこでは，支援者がパワーを行使するばかりでなく，支援の対象者がパワーを乱用することもある。トラウマティックな関係性のなかでは，さまざまな境界線の侵害が起きている。生徒を助けていたつもりの養護教諭が，生徒の要求に振り回されていることもある。

　支援者は，トラウマの症状や生活上のトラブルといった具体的な問題に対応しながらも，真に扱うべきは，このトラウマティックな関係性である。それは，あらゆる関係のなかに表れる。「何が起きているのだろう？」というトラウマインフォームドケアの視点は，こうした再演に気づき，再トラウマ体験を予防するうえで欠かせないものである。

第12章
安全で健康な組織づくり

組織の安全と機能不全

　トラウマインフォームドケア（TIC）では，トラウマの影響は，その当事者だけでなく，支援者や支援組織にも及ぶことが強調されている。対象者の暴言や暴力だけでなく，業務中の自他の負傷や死への直面，緊急対応を含む業務の多忙さや重大な判断が求められる緊張感，重篤で困難なケースへの対応と単純だが膨大な事務仕事，慢性的な人手不足と資金不足，業務の大変さに見合わない低賃金と勤務体制，マスメディアの過剰な報道やSNSでの苦情や攻撃など，トラウマ臨床の現場は，どこも非常にストレスフルな状況にある。凄惨な現場に踏み込んでその惨状を目にする支援者も，トラウマの影響にさらされる。

　トラウマ臨床は，乱気流のなかを飛行するのに似ている。トラウマを負った人たちは，不信と信頼のあいだで揺れ，絶望と希望のあいだで葛藤しながら，なんとか支援につながりかけては切れそうになる。そんなあやうい関係性のなかで，回復に向かって前進していくためには，安全で堅強な機体と十分な燃料，そして操縦のスキルが不可欠で

ある。機内で役割を分担するクルー（同僚）の協力と俯瞰的に安全を管理する管制塔の存在なしには，飛行することはできない。もとい，飛行してはならない。

　飛行機の機内安全ビデオの内容は，航空会社にかかわらず共通している。飛行機が緊急状態になったら，降りてきた酸素マスクを装着する。この際，子どもが隣にいる乗客は，必ず自分が先に酸素マスクをつけてから，子どもの酸素マスクの装着を手伝わなければならない。心情的には「まず子どもを助けなければ」と思ってしまうものだが，子どもを守るためにはおとな自身の安全確保が優先される。おとなが酸欠状態になってしまっては，適切な判断ができなくなり，結局，子どもの生命も自分の生命も守れなくなるからだ。

　今，多くの施設職員は，酸欠状態のまま乱気流にのまれて，必死に飛行を続けている状態といえるかもしれない。羅針盤のない空で，誰の助けも得られないなか，過去の経験と感覚を頼りにして。それはとても危険な状態である。ところが，人は危険を察するほど，「大丈夫」「なんともない」「なんとかなる」と思いやすい。平常であるはず（あってほしい）というこころの動きが，否認や認知バイアスを生み出すためだ。あるいは，危険を感じると，「もうダメだ」「何をやっても無駄」「何もできない」というあきらめや無力感が強まる。変化を起こすことを放棄し，希望をもてなくなる。たとえ，こうした組織の態度や風土を変えようと試みても，疲弊したほかの職員たちに「余計な仕事を増やすな」と思われて，結果，やる気のある人ほど組織のなかで孤立していく。

　いわば組織が機能不全の状態であり，こうなると職場全体が形ばかりの前例主義に陥るようになる。うまくいかない対応を繰り返しては「あの人はダメだ」と相手の非を責め，よくなることを目指すよりも「何も起きないこと」をよしと判断する。組織全体が，おそれや怯え，無

力感によって停滞するか，逆に，「このままでも問題ない」という過度な楽観視によってリスク判断を見誤ってしまう。

変化というのは，たとえよい方向を目指すものだとしても，それまでのやりかたを手放すことであり，喪失を伴うものでもある。現在のやりかたを見直そうとするだけでも，今までの取り組みが否定されたように感じたり，これまでの経験が無意味だったかのように思えたりする。実際，新たな方法が職場になじむまでは，かえって手間がかかるものだし，失敗することもある。組織が変わることは，簡単ではない。

それでも，従来の支援のやりかたではうまく対応できない対象者に対して，「あんな親だから」「難しいケースだから」「支援に乗らない（合わない）」と否定的に評価するよりも，別の視点で捉えなおしたり，新たなやりかたを取り入れてみたりするほうが可能性は広がるはずだ。TIC がすべてを解決するわけではないが，トラウマの影響を受けた組織が回復するうえでの手がかりを示してくれるのが TIC である。

トラウマ臨床における並行プロセス

対人援助の現場では，以前から，支援者の感情労働に伴うバーンアウト（燃え尽き）や情緒的疲弊が生じやすいことが指摘されてきた。加えて，トラウマを体験した人の話を聴くことで，支援者には二次的外傷性ストレス（Secondary Traumatic Stress: STS）[30] も生じる。STS とは，トラウマ臨床に携わる支援者に，当事者と同じような PTSD 症状や燃え尽き，世界観の変容などが生じるというものである。代理受傷，共感性疲弊，外傷性逆転移などと呼ばれる反応は，いずれも支援者が業務においてトラウマに触れることで起こる。

支援者のメンタルヘルスを守るには，セルフケアと組織的な対応の

両方が必要である。従来，組織は，個々の職員の健康を守るための情報やサービスを提供する役割を担うものとされてきた。そのため，職員のメンタルヘルスに資する相談窓口の設置や休暇の制度化など，福利厚生に関する取り組みが進められてきた。

　それに対して，TICでは，組織そのものがトラウマの影響を受けると考え，組織の方向性や体制までもがトラウマによって歪められてしまう危険性に注意が払われる。トラウマによる無力感や不信感の強い対象者と関わることで，支援者も力を失い，組織全体にもあきらめの雰囲気が満ちていくようになる。

　たとえば，「自分なんて」と自暴自棄な行動をとる対象者と関わることで，支援者も「自分はダメだ（何もできない）」と感じるようになる。組織にも「組織としてやれることは限られている（何もできない）」といった価値観が蔓延し，よい援助サービスが提供できなくなっていく。このように，対象者と支援者，組織が似たような状態を呈する現象を，ブルームらは「並行プロセス」と呼んでいる[22]。対象者が攻撃的な言動を示すと，組織も権威主義的で支配的な対応を強めていき，そこで働く支援者も威圧的な態度をとるようになる。トラウマの影響を受けた人や組織が相互に影響し，再トラウマを生じさせるのである（表4）。

　トラウマ臨床において，支援者が安全感を失うと，組織全体に不安と不信感が満ちていく。対象者と同じように過覚醒状態になった組織の雰囲気は刺々しいものとなり，職員のなかには苛立ちを爆発させる人もいれば，苦痛や不安を感じないようにする人もいる。肝心の問題に誰も触れないことが常態化すると，支援者も組織も対象者と同じく孤立し，やがて撤退（退職）してしまう。

第 12 章　安全で健康な組織づくり

表4　トラウマ臨床でみられる並行プロセスの例（文献23）

子ども・クライエント	支援者・職員	組織
自分なんて……	自分は何もできない	組織としてやれることは限られている
話したって無駄	誰にも相談できない	それって自己責任じゃないの？
話したくない，放っておいて	新しいことをする余裕はない	余計なことはするな，前例に従え
人との関係は「やるか，やられるか」だ	いざとなれば力で抑え込むしかない	言われたとおりにやればよいのだ

モラル面の安全

　対象者が安全・安心を感じられるようになるには，身体面と心理面の安全が守られているだけでなく，モラル面の安全（moral safety）が保障されている必要がある。モラル面の安全とは，誰もがパワーを乱用しないことによる安全であり，その価値観が共有された環境によって高まるものである。

　トラウマ臨床において，パワーとコントロールは非常に重要な概念である。パワーの乱用が暴力と排除を生み，コントロールは支配につながる。トラウマによってパワーレス（無力）に陥ったからこそ，トラウマからの回復においては，健全なパワーとコントロールについて学び，体得していく必要がある。組織と支援者はそのモデルになるべく，みずから非暴力の価値に基づくモラル面の安全を享受し，かつ，それに寄与する責任を果たさなければならない。

　「対象者のため」という名目で，支援者が何らかの犠牲を払ったり，

搾取されたりしている状況では，モラル面の安全が損なわれている。あるいは，対象者に気持ちを話すように促しながら，支援者自身は同僚に気持ちや考えを話せないようであれば，モラル面の安全は体現されない。

援助サービスを提供する組織は，健全で民主的でなければならない。民主的な組織では，ヒエラルキーを前提とした上意下達の意思決定ではなく，立場にかかわらずあらゆる人が尊重され，現場の意見が活かされている。リーダーは権威を有するが，権威的ではない。そしてスタッフは，他者をコントロールするのではなく，自分自身をコントロールする責任をもつ。自分の感情を自覚し，それを爆発させたり抑圧しすぎたりすることなく，感情をコントロールしながら行動することが，組織の一員としての役割と責任である。

健康な組織の実現に向けて

前述のブルームらによれば，健康な組織をつくるためには，非暴力，感情的知性，社会的学習，オープンなコミュニケーション，民主性，社会的責任，変化と成長という7つのコミットメント（commitment），つまり，そうした価値を実現させていく努力が必要であるという（表5）。組織が回復を支える場として機能するためには，まず組織の安全を体現させる実践が求められる。

一例として，米国においてTICに取り組む支援組織では，会議の始まりに「コミュニティミーティング」と呼ばれるワークが実施されている。会議に参加する全スタッフが，「今の気持ち，会議の目標，その目標の達成を助けてくれる人」を一言ずつ述べる。スタッフは，自分の気持ちに気づき，それを仲間とわかちあう（感情的知性）。つねに

第 12 章　安全で健康な組織づくり

表5　健康な組織づくりに向けた7つのコミットメント（文献3を改変）

1. 非暴力	いかなる場合も暴力を行使しない，組織全体で非暴力の価値を共有する
2. 感情的知性	感情を自覚し，それを適切にコントロールして表出するスキルが身についている
3. 社会的学習	あらゆる経験から学ぼうとする，お互いに学び合う
4. オープンなコミュニケーション	率直な感情や考えを伝え合う，隠しごとや操作的なやりとりのない開放性がある
5. 民主性	あらゆる意見が尊重され，それが活かされている，全員が関与している
6. 社会的責任	自分自身をコントロールする責任をもち，役割を果たしている
7. 変化と成長	つねによりよくなるために変化することをいとわず，成長する責任を果たす

　目標を意識し（社会的責任／変化と成長），お互いをあてにし，あてにされる関係性をつくる（オープンなコミュニケーション／民主性）。スタッフが立場や役割を超えて，感情と目標を共有し，仲間とつながる必要性を言語化する習慣をもつことは健康な組織づくりに有用である。もちろん，こうしたワークを安全に実施するには，非暴力が保障され，お互いから学ぼうとする社会的学習の価値が共有されていることが前提になる。

　多忙な臨床現場では，「それどころではない」と感じられるかもしれない。援助の内容や支援対象者について話し合わなければならないこともたくさんあるだろう。しかし，だからこそ，わずかな時間をスタッフ同士のつながりをつくるために用いることが，健康な組織づくりへのコミットメントとなる。トラウマインフォームドな組織の実

践は，アディクション支援の領域から生まれた治療共同体（Therapeutic Community：TC）の流れを汲んで進展している。[31]回復を促す場と関係性は，理念と実践によってつくられる。

　組織と支援者が，非対等・支配的でトラウマティックな価値観を手放し，健全さを高めることで，再トラウマを生む負の並行プロセスを“回復の並行プロセス”に変えていくことができる。

第13章

回復に向かう
支援者と組織

「そうはいっても……」 ── 変化の痛み

　日々，虐待が起きている家庭から子どもを救い出し，保護するためにかけまわり，つねに満員の一時保護所や施設の空き状況を確認しながら，なんとか入所させるのに精いっぱい。数年間にわたる虐待やネグレクトのトラウマがどんなに深刻な影響をもたらすか，頭ではわかっているし，トラウマのケアもしたい。でも，児童福祉の現場では，集団生活のなかで落ち着いて過ごせることが最優先の課題になっているのが現状だ。たとえ，それがトラウマ症状の否認や抑え込みにすぎないとしても。

　トラウマインフォームドケア（TIC）は，そうした表面的な対応には限界があることを明確にしてくれる。虐待を受けている子どもを再三にわたって保護したり，施設から無断外出した子どもを探し回ったり，2世代，3世代にわたって要保護ケースとして挙がってくる家族と接していれば，TIC の重要性はよくわかる。わかるからこそ，TIC を学ぶと，自分たちができていないと言われている気が

する。じゃあ、どうしたらいいの、と混乱する。TIC は正論すぎる。私たちも、好きでこうなっているわけじゃない……。

　TIC を学んだ支援者や組織の多くが、TIC の概念や方向性に希望を感じながらも、それゆえに少なからぬ抵抗を抱くようである。「そうはいっても……」という戸惑いや不安、さらには「そんなことはわかっている！」という苛立ちも含め、TIC は支援者に何らかの痛みをもたらす。TIC を推進していくうえで、こうした支援者の心情や組織の抵抗を乗り越えていくことは、大きな挑戦の1つである。

　知識だけで人は変われない。まして、トラウマの影響を受けた組織のなかで支援者が変わろうとするのは、虐待が続いている家庭のなかで子どもが回復するのと同じくらい無茶なことである。個人が変わろうとするだけでなく、組織全体が変わっていくための工夫が求められる。同時に、組織が変わるためには、一人ひとりが変わらなければならない。知識だけでなく、体験そのものを変えていく必要があるのだ。

　「自分たちができていないと言われている気がする」──そう感じたときこそ、トラウマのメガネをかけるタイミングである。組織が変化する痛みを乗り越えるには、痛みを感じないようにするのではなく、「何が起きているのだろう？」と痛みの背景に目を向ける TIC のアプローチが役に立つ。トラウマのメガネで支援者自身や組織を見れば、支援者の傷つきや変化に伴う喪失が「見える化」される。支援者自身が守られていない現場の実情に腹立たしさを覚えるのも、もっともなことである。その怒りは妥当なものだが、TIC という新たなアプローチに向けられたものではないはずだ。

　「よい仕事をしたいのにできない」という憤りは、変化に向かうエネルギーになる。よりよい援助がしたいともがくのは、支援者のストレングス（強み）でもある。どんなに混乱しているように見える組織

でも，対人援助サービスの背景には「人の幸せ（well-being）のために貢献したい」「やりがいを感じたい」という支援者の願いや思いがある。そうした潜在的な組織のニーズ（支援者の共通項）を掘り起こすことで，組織が向かうべき方向性を再認識できるかもしれない。

「できるところから変えていこう」
── 小さな取り組みから

　「どうしたらいいの」と一人で悩んでいても，何もできない。でも，「どうしたらいいんだろう」という思いを仲間と話し合うと，悩んでいるのが自分だけじゃないとわかる。たとえ，否定的な気持ちばかりでも，一人で抱え込むより，仲間と共有するだけで少し前向きになれる。そのためには，忙しい現場で話す時間をつくり出す工夫が必要だし，愚痴に終わらない話し合いをするためのコツもいる。

　職員同士で顔を合わせる機会が増えるように，職場の机の配置換えを行う。ふだんから，お互いに意識してアファメーション（是認）をする。直接支援にあたる職員だけでも，毎回，打ち合わせの前にはコミュニティミーティング（第12章参照）を行い，組織全体でも少しずつ取り入れていく。引き継ぎ用の記録内容を見直し，入所者の行動だけではなく，それが生じた「きっかけ」とその後の「対処」を具体的に記載する。どんなときに何をすればよいのか，情報を蓄積していくことで，再トラウマを与えるリスクを減らすことができる。安全な対処法がわかることで，職員自身の安心感が高められる。

　うまくいかないときは，「今，何が起きているのだろう？」を合言葉に，今の状態を引き起こしている要因を探る。以前は，入所者が職員と揉めると，「あの職員とは合わない」と職員が原因である

かのようにみなす雰囲気があった。そう言われた職員も傷ついていたし，ほかの職員も，よい関係性が築けるのは相性のようなものだと思っていた。でも，その職員ではなく，職員にまつわる何かがリマインダーになっていることがわかれば，誰も排除されずに，みんなで支援にあたることができる。

　トラウマのメガネを使って子どもを理解するまえに，まずは，そのメガネで，職員自身の気持ちや職場で起きていることを「見える化」する。しょっちゅうメガネをかけ忘れてしまうけれど，「あ，忘れた！」と気づければいい。自分たちができていないわけじゃない。メガネをかけ忘れただけ。TIC は，新たな見方で捉えるもので，これまでの実務経験がムダになるわけではないのだから。

忙しい現場だからこそ，支援者同士が顔を合わせ，考えや気持ちを共有する機会をもつには工夫がいる。限られたスペースのなかでも，できるだけ多職種が交わる「動線」をつくり，同僚のよいところを伝えるアファメーションを意識的に行う。「そんな余裕はない」と感じるときこそ，人はねぎらいとアファメーションを必要としている。実際，組織にはいろいろな人がいるし，少なからぬ葛藤もある。だからこそ，集団が「グループ」に，同僚が「仲間」になるためには，意識的に安全なコミュニティをつくる努力と労力が求められる。とくに，人事異動を余儀なくされる公務員であれば，個々人が業務をこなせるようになるだけでなく，コミュニティ自体を成長させていく視点をもつべきだろう。

　組織のまとまりが失われていることは，それだけでサービス利用者に「安全ではない」と感じさせるリマインダーになる。方向性がバラバラな組織は，まさに逆境的な家庭環境と同じ状態であり，支援者間の不仲や不信は，両親の葛藤が再現されたようなものである。こうし

た支援者の態度や関係性は，機能不全家族の雰囲気を想起させ，サービス利用者に不安や苛立ちを生じさせる。「話すな，感じるな，信頼するな」という機能不全家族の暗黙のルールは，TICによる回復の方向性とは相反するものである。利用者は，本音で話せなくなり，バラバラな組織のバランスをとろうと過剰適応的に振る舞うようになる。

「話す，感じる，信頼する」組織になることは，サービス利用者と支援者の双方の安全につながる。それは，トラウマからの回復に欠かせない課題である。支援者同士のよい関係は，支援者の健康を守るだけでなく，利用者にとっても回復のモデルになる。

また，再トラウマを防ぐ手立てとして，業務日誌や利用者の記録に「トラウマの三角形」(第8章参照)に基づく情報を記載していくのも有用である。トラウマ反応は，面接でのアセスメントから把握するだけでなく，日々の生活で表される言動から理解される。どんなきっかけで反応が起きたのか，どのように支援者が声をかけて対応したのか，どういう対処法で落ち着いたのかといった情報を集めていくことで，「何が起きているの？」というトラウマのメガネで本人の理解を深め，よりよい対処をするという経験を重ねることができる。トラウマによって断片化された本人の感覚や体験に，連続性をもたせることにもなる。支援者が大声や拘束といった威圧的な手段を用いることなく，落ち着いた声で本人がセルフコントロールできるように働きかけることで，トラウマ反応をやわらげることができる。ふだんから心理教育やスキル練習をしておくことで，不穏な状態のときに「思い出して」と声をかけることができる。支援者にとっても，何をすべきか「思い出して」対応できることは，自信や自己効力感につながる。

「何が起きているの？」というTICのアプローチは，支援者の傷つきやチームのスプリッティングを防ぐものでもある。トラウマのメガネをかけることは，支援者のこれまでの経験を否定するものではない

し，負担を増やすことでもない。たとえ，メガネをかけ忘れても，それは慣れるまでには誰にもよくあることだと，何度も思い返す必要がある。

「どうして，まだできないの？」
── 回復するということ

　これまで"問題行動"の背景にあるトラウマについて，まったく扱われずにいた子どもたちは，自分が悪い子だから"問題行動"をやめられないと思っている。おとなからさんざん叱られて，そう思い込まされてきたから。でも，風邪をひけば，誰でも咳や鼻水が出るし，それは自力で止められないもの。風邪を治さなければ，症状はなくならない。「こころのケガもそれと同じ」という，あたりまえのことを心理教育で伝えるだけで，ほっとする子どもは多いし，ケガのケアについて一緒に考えていくことができる。

　自分が悪いわけじゃない，と思えた子どもの回復は早い。周囲の支えを得て，PTSD に特化した心理療法にチャレンジする子どもも増えている。大きな努力を要するが，PTSD 症状は確実に軽減する。長く支えてきた支援者にとっても，子どもの回復した姿を見るのは喜びである。すると，子どもの変化を目のあたりにした支援者は，たいていこう声をかける──「治ったのなら，もう学校に行けるね」

　PTSD 症状がなくなったからといって，何もかもできるようになるわけではない。PTSD 症状に悩まされていた高校生が，「普通の怠惰な高校生」になっただけ。でも，それこそが大きな成長であり，回復のリアルな姿なのだ。

支援者が TIC の観点から“問題行動”をトラウマによる影響と捉えなおし，本人にも「こころのケガ」について説明することで，回復に向けた取り組みが始められる。生活の場である施設のなかで，過去のトラウマについてくわしく聴くわけではない。一般的な心理教育を繰り返すだけでも，子どもの自責感は軽減され，回復への動機づけが高められていく。

　3 段階のトラウマケア（第7章参照）を進めるには，まずは基盤となる TIC による関わりを重ねていく必要がある。それが，トラウマに特化したケア（トラウマスペシフィックケア）へのチャレンジを後押しする。トラウマに焦点化した認知行動療法などエビデンスのある心理療法によって，現在，PTSD 症状の軽減はかなり期待できるようになった。フラッシュバックや悪夢といった侵入症状に悩まされなくなるだけで，生活の質（QOL）はかなり改善される。

　それはたしかに「回復した姿」ではあるものの，あくまで PTSD 症状が軽減したにすぎない。よく眠れるようになったからといって，すぐに学校に行けるようになるわけではないし，アルバイト先でうまくやれるようになるわけでもない。考えてみれば，からだのケガが治っても，運動音痴な人はスポーツが苦手なままだし，新たなトレーニングをしなければ運動のスキルは上達しない。からだのケガが回復しても，人によっては「普通の運動音痴」に戻るだけなのだ。

　すでに述べてきたように，TIC のアプローチでは，トラウマ症状はトラウマへの対処であるとみなされる。つまり，過覚醒や解離，感情や感覚の麻痺は，いずれもトラウマの衝撃からこころを守るための防衛策と捉えられる。そのため，トラウマ症状が軽減すれば，麻痺していた感情や感覚が動き出し，否定的な反芻に留め置かれていた思考が機能し始める。[6]それは本人にとって，新たな苦痛や困難に直面することでもある。それまで周囲の目を気にする余裕がなかった状態から，

第Ⅲ部　支援者のためのトラウマインフォームドケア

自分がどう見られているかわかるようになる。目の前のことしか考えられずにいたのに，将来の見通しがもてるようになる。それによって，被害によって失ったものに直面せざるをえなくなる。トラウマ症状がなくなることで見えてきた現実を受け入れていくプロセスは，始まったばかりなのである。

　トラウマから回復するということは，トラウマ症状がなくなることを意味するのではない。トラウマを経験した人生をその後も生き続けること。それはときに，トラウマ症状があるときよりも苦しいものかもしれない。エビデンスのある介入は，すべての問題を解決する特効薬のようにイメージされやすい。しかし，それによって変わるものもあれば，変わらないものもある。変えたほうがよいこともあれば，変えなくてよいこともある。そうしたトラウマの「その後」について理解することも，インフォームドされるべきトラウマの情報であろう。

　TIC は，トラウマの影響に気づくスタートになると同時に，トラウマから回復したあとのゴールを共有するのにも役に立つ。トラウマから回復したからといって，高校に通うかどうか，再び家族と暮らすかどうか，よい人生を歩もうとするかどうかは，また別問題として考えなければならない。周囲から見たら，トラウマ症状が軽減しても，できること（doing）はさほど変化していないかもしれない。しかし，トラウマ症状に苦しまずにいられること（being）への変化は，本人の人生にとっては大きな違いである。支援者は，そうしたトラウマからの回復のリアリティを理解しつつ，本人と一緒にゴールを探していく姿勢が求められる。

終章

トラウマインフォームドケア という選択

「わかる」からこそ「わかちあえる」

　長年，教育現場で取り組んできた教員は，こちらが真剣に話しているのに，あくびをしたり，ふざけて話をそらしたりする生徒を見て，どうしたらよいかわからずにいた。まるで品定めをするかのように向けられる子どもの視線が自分のことをバカにしているように感じてイライラし，「最近の子どもは，話を聞く姿勢がなっていない」と生徒批判を論じながらも，すっかり生徒指導に自信を失っていた。

　しかし，子どもがつらい過去を話したがらないのは，トラウマの回避症状として典型的なものであり，あくび（解離）やふざけ（過覚醒）は不安の表れかもしれないと理解できると，子どもの視線がこわくなくなった。

　家庭内の不和や突然の離別など，さまざまな逆境を体験してきた子どもの生活状況を知るにつれ，教員自身の「真剣」な表情が，子どもにとってトラウマ記憶のリマインダーになっていたことにも気づけるようになった。教員の必死な様子から「また何か起こるんだ

……!」と思い込んだ子どもは，その教員を信頼しつつあったからこそ，再び離別することになるかもしれない恐怖によって，解離を起こしていたのであった。

　子どもへのトラウマによる影響がわかってからは，子どもの警戒心や不安を高めないように，いきなり距離感を詰めたり，緊迫した雰囲気をつくらないように意識し，子どもが話し出すのを待つように心がけた。子どもの挑発的な行動には動じず，穏やかに「何か不満みたいだね」と応じると，子どもも落ち着きを取り戻し，自分から教員に話をするようになった。

それまでの教員歴のなかで先達から教えられ，教員自身も体験してきた「おとなが真剣に関われば，必ず，子どもに思いが届く」という教条や信念は，一般的な教育のありかたとして間違いではない。事実，そうした教員の熱意に支えられる子どもたちは少なくない。反抗的な態度を示す子どもでも，自他に対する基本的信頼感さえあれば，教員の関心や愛情に応えようとするものだ。むしろ，こうした子どもは教員の注目や関わりを求めているので，両者の関係は相互的で，たとえ苦労を伴うものであってもうまくいきやすい。

　ところが，トラウマや逆境を体験してきた子どもたちは，おとなの関心や愛情そのものを疑い，価値下げをして切り捨てるか，際限なく求めてくる。教員の思いは，まるで届かないばかりか，無下にされてしまうことも少なくない。

　ベテランの教員であっても，いや，経験や自信があるからこそ，今までのやりかたがうまくいかない子どもと出会ったときに，戸惑い，傷つく。最近の子どもを批判してみせながらも，こころのなかでは，自分の無能さや子どもへの申し訳なさを抱えている。

　過去の出来事と今の状態のつながりを見つけるのは，容易なことで

はない。トラウマインフォームドケア（TIC）では，語られないトラウマが背景にあることを想定し，その人に何が起きているのかを理解しようとする積極的な姿勢が求められる。もちろん，すべてをトラウマで説明できるわけではないが，トラウマを見過ごしたままでは適切なケアはできない。

　トラウマを体験した人は，今の自分の状態について，「あの出来事が影響しているのかもしれない」という漠然としたつながりを感じていたとしても，具体的に何がリマインダーとなってトラウマ反応が起きているのか，把握できていることはほとんどない。トラウマ記憶のことは考えたくないし，考えられないというのがトラウマの特徴だからだ。そのため，本人だけでリマインダーを探し，適切な対処をしていくことは難しい。

　TICによって，支援対象者に起きている反応が見えやすくなると，支援者も相手により共感的に関われるようになる。相手の抱える困難や問題をわかちあうためには，それがわかることが前提となる。トラウマを「見える化」することで，本人が自分自身についてわかり，支援者も相手のことがわかると，見えてきたものを本人や周囲と共有することができる。それが，トラウマによる分断と孤立をつなぐわかちあいとなる。

トラウマインフォームドケアは「寝た子を起こす」？

　虐待や暴力，さまざまな逆境のなかで育った子どもやおとなに関わる臨床現場では，トラウマの影響の大きさが実感されているだろう。トラウマは，もはや避けては通れない問題とみなされている。

　その一方で，現場では，「TICが必要なのはわかるが，実際にやる

のは難しい」という意見が少なくない。日々，トラウマ反応への対応に苦慮している現場でこそ，TIC がスムースに導入されるかと思いきや，話はそう簡単ではない。

　こうした TIC に対する抵抗感の 1 つに，トラウマの話をすることは「寝た子を起こす」ようなものであり，うかつに話すと対象者を不安定にさせるだけで，ますます支援者の手に負えなくなるのではないかという現場の不安がある。生活の場でトラウマを扱うことで，対象者が落ち着かなくなり，職員との関係も悪化する可能性があるなら，職員としては，TIC を行うことは本末転倒に感じられるだろう。

　たしかに，職員がいきなり「どんな被害を受けたの?」「くわしく話して」などと尋ねたなら，訊かれた側は身を固くし，抵抗するか，逃げ出すだろう。ましてや，それが日常生活をともにする職員であれば，「いつ，また訊かれるのか，どこまで知られているのか」を心配し，安全な場がなくなったように感じるはずだ。日々，必死で考えないようにすることでトラウマに対処している人にとって，何の準備もないままに考えることを迫られたなら，それはまさに不意打ちで襲ってくるフラッシュバックのようにおそろしいことである。トラウマ体験を思い出すことの苦痛だけではない。それを思い出すよりもまず，支援者が不意打ちでこころに入り込んでくる感じがフラッシュバックに似ていることがこわいと感じられるのである。

　つまり，トラウマについて尋ねられたときの拒絶反応は，厳密にいえば，トラウマの話をする自分の問題ではなく，聴き取りの場面や状況への考慮を欠いたアプローチに対する否定的反応であるといえる。トラウマ体験とは，「突然の，一方的で，苦痛な，不条理を伴う体験」である。たとえ善意による行為であっても，唐突で一方的な働きかけは，それだけでトラウマ記憶のリマインダーになりうる。まして，トラウマ記憶を想起した際の心身の苦痛に対処する方法も教えられない

まま，話すように迫られることは，話をさせられたという納得のいかない不条理な体験でしかない。

　トラウマは，本人のコントロールが及ばないものという特徴がある。自分の力では防げない暴力や災難であり，ふだんの対処法では制御できない反応や症状をいう。だからこそ，回復において重要な鍵になるのが，自己コントロールである。突然ではなく「徐々に，ゆっくりと」，一方的ではなく「話し合って納得しながら」，苦痛に圧倒されることなく「苦痛をやわらげる方法を身につけたうえで」，トラウマ記憶に向き合っていくことの「必要性を理解する」ことで，話したり思い出したりする苦痛を上回る意義が感じられるようになる。

　被害を受けた側が回復のための努力や苦労を強いられるという点で，トラウマ体験の不条理さは回復の過程につねにつきまとうものである。だからこそ，支援者はそうした理不尽さや喪失感を理解しながら，本人の回復に向けた動機を支えていく姿勢が求められる。

　「トラウマケア」ではなく「トラウマインフォームドケア」であるゆえんは，ケアの導入にあたって十分な心理教育とスキル練習を行うことであり，本人が自分の身に起きたことや対処法を理解したうえで進めるというインフォームド（informed）なプロセスが重視されるためである。まずは，支援者がトラウマについて十分理解したうえで，周囲の理解を得ることも不可欠である。TIC のアプローチでは，医療従事者と患者，あるいはセラピストとクライエントという二者関係における支援にとどまらず，本人を中心とした支援チームをつくることに重点が置かれる。

　対象者に十分な準備をさせながらトラウマの諸症状に取り組んでいく TIC は，「寝た子を起こす」ものではない。寝たふりで対処しようとしている子どもの苦痛に気づき，起きることの不安や恐怖を理解しながら関わることなのである。乱暴に起こすことは暴力の再演になる

が，子どもが寝ているはずだと決めつけて，その苦痛を軽視することはネグレクトの再演となる。TICの役割は，安全に起きられるような環境と関係性をつくることだといえよう。

「部屋のなかの象」と向き合う

TICとは，トラウマ記憶を扱うような心理療法でもなければ，ただ見守るだけのサポートでもない。あらゆる人がトラウマの知識をもって対応するというTICのアプローチは，一見，非常にシンプルなものに思えるが，現実的には，トラウマそのものが認められなかったり，トラウマの影響が誤解されたりしている状況が少なくない。

被害者が本当にいやなら抵抗するはずと，性的虐待や性犯罪の加害者に下される無罪判決。本人が「大丈夫」と答えたからと，見過ごされる学校での深刻ないじめ。本人や周囲からのSOSが届かなかった虐待死や自殺が相次ぐなか，社会は，被害者の置かれている状況や心境をもっと理解していかなければならない。

トラウマの視点をもつことが強調されると，「TICは何でもかんでもトラウマと決めつけるもの」といった誤解も生じやすくなる。これまで見落とされがちであったトラウマに意識的になることで，「これはトラウマ！」「あれもトラウマの影響？」といった指摘や気づきは増えるだろう。しかし，当然のことながら，TICはトラウマの有無や影響をアセスメントするものであって，さまざまな問題の原因がトラウマであると決めつけるものではない。あらゆるものにトラウマのレッテルを貼ることは，TICとは正反対の方向性である。

このように，「トラウマしか見ていない」といったTICへの誤解は避けなければならないが，トラウマは積極的に意識を向けようとしな

ければ，すぐにないものにされてしまう危険性もある。いわゆる「部屋のなかの象（The elephant in the room）」の慣用句のように，トラウマはみんなが気づいていながら，見て見ぬふりをしている重大な問題になりやすい。象のように圧倒的に大きな存在が部屋を占めているというのに，誰もそれに触れずに暮らすという不自然な状況。「臭いものに蓋」「パンドラの箱を開けるな」など，トラウマを回避する心理は，文化を問わずみられるものだ。さまざまな人の生きかたの背景にあるトラウマを理解する視点をもち続けるためには，意識的にトラウマを見ようとする姿勢が必要になる。

　トラウマによるさまざまな反応や症状を"問題行動"や"人格の問題"とし，過去のつらい体験が乗り越えられないのは"気合"や"努力"が足りないからだと考え，"励まし"や"叱責"で対応することは，一般社会に限らず，臨床現場でもしばしばみられることである。こうした効果のないやりかたがいまだに行われているのは，まだまだトラウマに関する正しい知識や情報が行きわたっていないことが一因だろう。

　思えば，熱中症の正しい予防や対処法が一般にも周知されるようになったのは，ここ10年，20年の話。夏の部活で水を飲ませない指導は，少しまえまでごく当然になされていたし，身体的に過酷な状態に精神力で打ち克つことに価値があるのだと考えられていた。「脱水症状でこそ，実力が発揮される」なんて，今でこそ何の根拠もない（冗談のような）非科学的な信念であるが，正しい知識や情報がなければ，そのやりかたは繰り返されていく。熱中症の症状について説明され，科学的根拠に基づく予防と対処が啓発されたことで，水を飲んだほうが安全で，実力も発揮されると誰もが認識できるようになったのだ。

　一方，トラウマに関する情報はどれだけ周知されているだろう。「過去は水に流して」「いつまでも悲しんでいたら，亡くなった人も成仏できない」「甘えているだけでしょう」……こうしたトラウマをめぐ

る言説には，いまだ，科学的とはいえないものが少なくない。おそらく，こうした言説は，古くから人々が自然の脅威にさらされ，生命のはかなさに直面するなかで，生き延びる智慧として生み出されたものでもあるのだろう。

トラウマは，いつの時代にもある。天災や飢饉，出産や病気など，ほんの少しまえの時代まで，人の生命は脆く，不確かで，「天の配剤」と思うよりほかないものだったに違いない。そう思うことでしか，トラウマとともに生きることができない時代だったのだ。こうした民俗学的な言説そのものが，人の非力さや無力さ，畏れの心情を反映したトラウマティックな価値観ともいえる。そのなかには，現代の科学や価値観とは一致しないものも含まれる。

脳科学の進展により，幼少期の体験は水に流せるようなものではなく，確実に脳に刻まれることがわかってきた。成仏を願うこころは，信仰の有無にかかわらず，死者の安寧を願う感覚として残されているものの，十分に悲しむことが悲嘆のプロセスを歩ませる重要なプロセスであることが明らかにされている。甘えを罰する指導については，実は，その指導者にこそ効果のなさが痛感されているはずだ。「何度言ったらわかるんだ！」という指導者の口癖どおり，何度言っても伝わらない経験を重ねているのだから。私たちは，古来の智慧を受け継ぎながらも，現代における幸福（well-being）を求めていかなければならない。

トラウマを公衆衛生の問題として理解するのは，たやすいことではない。水を飲ませない指導やウサギ跳びが，世の中から一気に消えたようにはいかないだろう。なぜなら，暑さのなかで水を飲んだり，効率的なトレーニングに変えたりしていくことは，安全や安心がわかりやすく感じられるものであるのに対し，トラウマの現実を知り，トラウマを扱っていくことは，人の危険や不安を喚起するものだからであ

る。そうした苦痛を乗り越えてこそ，真の健康や安全・安心があるとはいえ，長きにわたり触れてはならないものとされてきたトラウマという禁忌を破るためには，新たな信念と勇気が必要となる。

トラウマを否認する社会に挑む

　虐待，性暴力，DV，犯罪，ヘイトや差別，テロや戦争……連日のようにトラウマが報じられる現代において，公衆衛生としてのトラウマインフォームドケア（TIC）の果たす役割はますます大きくなるだろう。トラウマは人を傷つけ，人とのつながりを分断させる。だからこそ，人とのつながりを取り戻すことが，トラウマへの最大の防御となり，かつ回復を支える力になる。

　人々のつながりをトラウマティックな関係性の再演にせず，安全で対等な関係性に変えていく。それは，セラピーの面接室だけの話ではなく，私たちのコミュニティのありかたを見直すということだ。身近にある暴力や理不尽さに気づき，見過ごすのでもあきらめるのでもなく，またさらなる暴力を用いて闘うのでもなく，声を上げて対話していく。語られない声を聴き，寄り添っていく。そのとき，TIC は明確な視点と共通言語をもたらしてくれるはずだ。

　これから社会が進むべき道は，トラウマインフォームドケアか，トラウマインフォームドではないケアかという二択ではない。エリオットらが指摘しているように，「トラウマインフォームド」の反対は，「トラウマの否認（Trauma-denied）」である。TIC ではないということは，単にトラウマを見るメガネを用いないということではなく，トラウマを見ないという意図的な回避や否定を意味する。TIC は，支援におけるオプション（選択）のサービスではない。支援のありかたそのもの

を，トラウマの否認からトラウマの認識へと変化させるということである。TIC は，ケアの手法というより，ケアにまつわるパラダイム（認識の枠組み）の転換であり，社会そのものが変わることが求められている。

　どんなに前向きな変化であれ，そこには不安やおそれがあり，これまでのやりかたを見直すことには喪失が伴う。リスクもあれば，失敗もある。でも，それはあたりまえのことだ。支援者が自分の傷つきや失敗を認めずして，他者の傷つきや挫折を聴くことはできない。

　トラウマによる傷つきや怒りを健全な力に変えていくことは，あらゆる人と社会の回復につながる。しかし，TIC のみに救いを求めるのであれば，この船は早晩沈没する。万能なものに助けてもらうという発想こそが，自分は無力な存在であることを前提とした，まさにトラウマティックな関係性の再演だからだ。TIC が現状を変えてくれるわけではない。私たちが TIC のメガネをかける勇気をもち，見えてくる景色をしっかりと捉え，そして一歩を踏み出す必要がある。トラウマから逃げず，トラウマに挑み，そしてトラウマとともに生きること——歴史のなかで重ねられたトラウマのなかで，今，私たちは生きている。

　トラウマインフォームドケアとは，トラウマを信じない社会，トラウマによる影響を否認する社会への挑戦である。自分自身の感情を否認しない勇気をもつこと，そして一緒に取り組む仲間をつくること。それが，私たち自身の成長と社会の変化につながるはずだ。

おわりに

　本書は，2018年1月から2019年9月まで，隔月刊誌『こころの科学』にて「臨床に活きるトラウマインフォームド・ケア」と題して連載した11回の文章を，大幅に加筆修正したものである。連載の開始から2年を待たずして書籍化していただけたのは，さまざまな臨床現場において，トラウマインフォームドケア（TIC）への関心が急速に高まってきた状況に後押しされたためにほかならない。

　欧米を中心に，2000年頃から進展してきたTICの取り組みに学ぶかたちで，日本でも論文や書籍，学会などでの企画が一気に増えて，TICの用語も広まりつつある。TICの基本となる「トラウマのメガネで見る」というアプローチによって，これまで対応に苦慮していた対象者の行動が「見える」，支援関係で起こる葛藤が「見える」，支援者や組織が抱えているストレスが「見える」ようになることは，支援者の視界を広げ，事例の輪郭をクリアにし，起きている事象の正しい理解につながる。"やみくもに"とまではいかなくとも"暗中模索"のなかで必死に対応してきた支援者，そして何よりトラウマを抱える本人にとって，「トラウマのメガネで見る」ことは，暗闇に差す一筋の光を捉えるものになるだろう。たとえすべてが見えなくとも，支援者

と本人がメガネを共有しながら進もうとするだけで，回復への道のりは孤独なものではなくなるはずだ。

　トラウマのメガネを用いると，さまざまな理解が進む反面，見えた景色に愕然としてしまうこともあるだろう。あらためて，目のまえの人が体験したトラウマの過酷さに直面すると，現実の重さに圧倒されてしまうかもしれない。トラウマを抱えた子どもや成人が集団で暮らす施設や学校，あるいは治療を受けるための援助サービスや医療機関には，たくさんのリマインダーが存在する。そのため，一人のトラウマ反応が周囲に影響し，次々に連鎖していきやすい。何が「地雷」になっているのかわからないまま，過呼吸やリストカットが「伝染」し，周囲を巻き込むトラブルが「頻発」し，対象者や支援者同士の反発や排斥，拒否や暴動によって，組織が「崩壊」することもある。どこを見ても壊滅的な状況のなかで，支援者としては，どこから手をつけたらよいかわからない気持ちになるものだ。

　しかし，トラウマを抱えた人たちは，まさにそうした地雷（リマインダー）だらけの日常生活を送っている。支援者が安心や安全を感じられないとき，当事者も不安と危険のただなかにいる。一度にすべてを解決することはできないが，あきらめずに，少しずつ，安心や安全を形作るための地道な取り組みをしていくしかない。臨床現場の現状をあえて前向きに捉えるならば，TICを実践するための「トラウマの三角形」（第8章参照）を同定する場面は日常生活にいくらでもあり，リラクセーションや問題解決法といったトラウマへの対処法を練習する機会に恵まれているということだ。

　昨今のTICへの急速な関心の高まりは，支援者の無力感の裏返しでもあろう。トラウマに関わる現場には，「どうしたらいいのかわからない」「どうしようもない」「やりたいことはあるけれどできない」と，途方に暮れ，自信を失い，自分自身を活かしきれない不全感を抱える

支援者がたくさんいる。トラウマにさらされる支援者もまた，トラウマによって無力感や孤立感に苛まれ，創造的な発想とやる気が奪われてしまう。TICへの期待には，そうした現状を抜け出したい，あるいは打破したいという支援者の思いと願いが表れている。

『トラウマインフォームドケア』と題した本書ではあるが，TICの「4つのR」（第7章参照）でいえば，最初の「Realize（トラウマを理解する）」を中心に述べ，「Recognize（トラウマを認識する）」に触れたにとどまり，「Respond（トラウマに対応する）」の実践例はこれから積み重ねていく段階である。そして，どのような実践が「Resist re-traumatization（再トラウマ体験を防ぐ）」につながるのかを検証し，よりよいケアとシステムのありかたを考えていく必要がある。そういう意味で，日本におけるTICは着手されたばかりであり，私自身もTICを論じるには未熟であるのを痛感しつつ，今後の進展につながるものになればと思い，不十分な内容であるのを承知で出版させてもらうことにした。さまざまな領域において，TICが実践されていくことが望まれる。

　本書の執筆と出版にあたっては，多くの方の指導や支援，励ましをいただいた。なかでも，臨床場面で出会った方々の体験から学ぶことはとても多かった。過酷な状況で暮らしてきた子どもたちの行動は，ときにあやうく見えたり乱暴に思えたりするものの，彼らは自暴自棄に生きているわけではなく，自分を守ろうとしながら生きているのだと教えてもらった。たとえ「死」を口にしながらでも，そうして生きようとしている。また，突然，人生に降りかかってきた犯罪や事故，災害に対して，人は生き延びるためにあらゆる方法で身を守ろうとしていることも理解できた。トラウマ症状と呼ばれるものは，疾患や病理というより，対処であり防衛反応と呼ぶにふさわしい。トラウマは人を無力化するが，トラウマを経験した人は無力な存在ではない。文

中，事例として登場してくれた方々だけでなく，たくさんの方から聴かせていただいたお話から本書は生まれた。お名前を挙げられないが，この場を借りてお礼を伝えたい。

　トラウマインフォームドケアについては，兵庫県こころのケアセンターの亀岡智美先生，愛育研究所の山本恒雄先生から，研究活動を通してご指導いただいた。豊富な臨床経験をもち，TICの進展に献身されているお二人は，まさに開拓者かつ教育者であり，最高の指導を受けられていることに感謝したい。また児童福祉の現場で，性被害や性問題行動のある子どもへの支援に取り組まれてきた大阪府の浅野恭子先生からは，臨床上のスキルはもとより，どんなときにもポジティブであることの大切さを学んだ。そして，長年，加害者臨床に取り組まれ，非行や犯罪，アディクションの背景にあるトラウマを扱っておられる大阪大学の藤岡淳子先生とは，同僚（上司）として同じ研究室に勤め，日常的にスーパーヴァイズ（助言，いたわり，鋭すぎるツッコミ）を受ける機会に恵まれている。心理臨床の現場では，今や「被害」と「加害」はボーダーレスになりつつあり，少なくとも関係性における暴力は，TICの観点で見れば「裏表」あるいは「連続体」と捉えられる。どちらも「愛」と「思いやり（compassion）」が回復の鍵となることを，私自身，愛と思いやりに溢れる研究室にいながら実感している。

　大阪大学の酒井佐枝子先生，村上靖彦先生とは，2017～2018年の2年間にわたり本学の研究プロジェクト "Trauma Informed Care for Children in Osaka: TIC-CO" に取り組み，国内外の実務家とつながる貴重な体験をした。児童福祉だけでなく，地域支援や医療現場の実情も垣間見ることができた。このプロジェクトを通して，米国ドレクセル大学のサンドラ・ブルーム先生（Dr. Bloom）との交流が叶い，そこで学んだ知見は，これから日本での適用を検証していく予定である。

また，特定非営利活動法人 大阪被害者支援アドボカシーセンター，同法人 ぷれいす東京，一般社団法人 もふもふネットでのコミュニティ支援のほか，大阪府・大阪市の児童相談所，児童自立支援施設などでは，トラウマを抱える子どもや成人への臨床活動をさせていただき，お世話になっている。

前職の大阪教育大学学校危機メンタルサポートセンターでの学校危機介入の経験と，最初にトラウマ臨床に携わった武蔵野大学心理臨床センターでの学びが，現在の実践の基盤になっている。とくに，武蔵野大学の小西聖子先生，藤森和美先生には，長年にわたって臨床と研究をご指導いただいた。そして，今，あらためて子どもの育ちや発達の重要性を考えるようになり，お茶の水女子大学大学院での無藤隆先生（現・白梅学園大学）の指導が思い起こされる。もっとちゃんと学んでおけばよかったと反省するばかりだが，それ以上に，これだけ豪華な指導者と仲間に恵まれた幸運に感謝したいと思う。

連載および本書の編集を担当くださった日本評論社の木谷陽平さんには，連載企画の段階からずっと伴走していただいた。私の考えを整理しながら適切な助言と励ましに徹する態度は，まさに TIC のアプローチを体現する支援者のよう。ありがとうございました。

最後に，本書は，2017 〜 2018 年大阪大学「知の共創プログラム」競争資金，2017 〜 2018 年厚生労働省子ども・子育て支援推進調査研究事業，2018 〜 2019 年学術研究助成基金助成金（科研費）（基盤（C）T18K024380）による研究成果を含む。研究にご協力いただいた方々へのお礼も含め，感謝申し上げる。

2019 年 11 月
野坂祐子

参考文献

(1) 野坂祐子（作成協力：山本恒雄, 亀岡智美, 浅野恭子）『わたしに何が起きているの？：自分についてもっとわかるために』（平成 30 年度子ども・子育て支援推進調査研究事業調査研究〔指定研究〕児童自立支援施設の措置児童の被害実態の的確な把握と支援方策等に関する調査研究）2018.（http://csh-lab.com/3sc/document/）

(2) American Psychiatric Association: *Diagnostic and statistical manual of mental disorders. Fifth edition.* American Psychiatric Publishing, 2013.（日本精神神経学会日本語版用語監修, 髙橋三郎, 大野裕監訳『DSM-5 精神疾患の診断・統計マニュアル』医学書院, 2014）

(3) Bloom, S.L., Farragher, B.: *Restoring sanctuary: A new operating system for trauma-informed systems of care.* Oxford University Press, 2013.

(4) Bowlby, J.: *Attachment and loss Vol.1: Attachment.* Basic Books, 1969/1982.（黒田実郎, 大羽蓁, 岡田洋子他訳『母子関係の理論 1 愛着行動〈新版〉』岩崎学術出版社, 1991）

(5) Chadwick Trauma-Informed Systems Project: *Creating trauma-informed child welfare systems: A guide for administrators. 2nd edition.* Chadwick Center for Children and Families, 2013.

(6) 野坂祐子「トラウマからの回復に治療共同体を生かす」藤岡淳子編『治療共同体実践ガイド：トラウマティックな共同体から回復の共同体へ』pp.133-150, 金剛出版, 2019.

(7) Harris, N.B.: *The deepest well: Healing the long-term effects of childhood adversity.* Mariner, 2018.

(8) Felitti, V.J., Anda, R.F., Nordenberg, D. et al.: Relationship of childhood abuse and household dysfunction to many of the leading causes of death in adults. The Adverse Childhood Experiences (ACE) Study. *Am J Prev Med* 14(4): 245-258, 1998.

(9) 松浦直己，橋本俊顕「発達特性と，不適切養育の相互作用に関する検討：女子少年院在院者と一般高校生との比較調査より」『鳴門教育大学情報教育ジャーナル』4: 29-40, 2007.

(10) Courtois, C.A., Ford, J.D.: *Treatment of complex trauma: A sequenced, relationship-based approach.* Guilford Press, 2012.

(11) Mills, K.L., Teesson, M., Ross, J. et al.: Trauma, PTSD, and substance use disorders: Findings from the Australian National Survey of Mental Health and Well-Being. *Am J Psychiatry* 163(4): 652-658, 2006.

(12) Flores, P.J.: *Addiction as an attachment disorder.* Jason Aronson, 2004.（小林桜児，板橋登子，西村康平訳『愛着障害としてのアディクション』日本評論社，2019）

(13) 亀岡智美「逆境的環境で育った子どもへの治療的関わり：トラウマインフォームドケアの視点から」『児童青年精神医学とその近接領域』60(4): 409-414, 2019.

(14) 石井美緒「トラウマインフォームドケア」『精神看護』17(1): 92-93, 2014.

(15) 川野雅資「トラウマインフォームドケアとは何か？」『精神科看護』44(2): 4-16, 2017.

(16) 川野雅資『トラウマ・インフォームドケア』精神看護出版，2018.

(17) 佐藤雅美，飛鳥井望，石井美緒他「興奮・攻撃性への対応」日本精神科救急学会監修，平田豊明，杉山直也編『精神科救急医療ガイドライン 2015 年版』pp.52-88, へるす出版, 2015.

(18) 浅野恭子，亀岡智美，田中英三郎「児童相談所における被虐待児へのトラウマインフォームドケア」『児童青年精神医学とその近接領域』57(5): 748-757, 2016.

(19) 「問題行動の背景をトラウマの視点から考えてみよう」国立研究開発法人科学技術振興機構社会技術研究開発センター（JST/RISTEX）研究開発プロジェクト「トラウマへの気づきを高める"人－地域－社会"によるケアシステムの構築（研究代表者：大岡由佳）トラウマ・インフォームド・ケア学校プロジェクト事業」2018. (http://www.jst.go.jp/ristex/pp/information/uploads/20180500_ooka_TIC_A3.pdf)

(20) Hopper, E.K, Bassuk, E.L., Olivet, J.: Shelter from the storm: Trauma-informed care in homelessness services settings. *Open Health Serv Policy J* 3(2): 80-100, 2010.

(21) Elliott, D.E., Bjelajac, P., Fallot, R.D. et al.: Trauma-informed or trauma-denied: Principles and implementation of trauma-informed services for women. *J Community Psychol* 33(4): 461-477, 2005.

(22) Bloom, S.L.: Public health approach to living systems. Governors State University.（大阪大学「知の共創プログラム」研究による DVD 教材『トラウマの視点から支援を見直してみよう：子どもが抱えるあらゆるニーズに応えるために』のうち「公衆衛生の視点から生活環境を見直す」〔邦訳版，2018〕より）(http://csh-lab.com/tic/)

(23) 野坂祐子「トラウマインフォームドケア：公衆衛生の観点から安全を高めるアプローチ」『トラウマティック・ストレス』17(1): 80-89, 2019.

(24) Cohen, J.A., Mannarino, A.P., Deblinger, E.: *Treating trauma and traumatic grief in children and adolescents: A clinician's guide.* Guilford Press, 2006.（白川美也子，菱川愛，冨永良喜監訳『子どものトラウマと悲嘆の治療：トラウマ・フォーカスト認知行動療法マニュアル』金剛出版，2014）

(25) Foa, E.B., Hembree, E.A., Rothbaum, B.O.: *Prolonged exposure therapy for PTSD: Emotional processing of traumatic experiences. Therapist guide.* Oxford University Press, 2007.（金吉晴，小西聖子監訳『PTSD の持続エクスポージャー療法：トラウマ体験の情動処理のために』星和書店，2009）

（26） Substance Abuse and Mental Health Services Administration: *SAMHSA's concept of trauma and guidance for a trauma-informed approach.* HHS Publication No.(SMA)14-4884. Substance Abuse and Mental Health Services Administration, 2014.（大阪教育大学学校危機メンタルサポートセンター，兵庫県こころのケアセンター訳「SAMHSA のトラウマ概念とトラウマインフォームドアプローチのための手引き」2018）（http://www.j-hits.org/child/pdf/5samhsa.pdf）

（27） Wilcox, P.D.: *Trauma-informed treatment: The restorative approach.* NEARI Press, 2012.

（28） Widom, C.S.: *Victims of childhood sexual abuse: Later criminal consequences.* National Institute of Justice. U.S. Department of Justice, Office of Justice Programs, 1995.

（29） Abram, K.M., Teplin, L.A., Charles, D.R. et al.: Posttraumatic stress disorder and trauma in youth in juvenile detention. *Arch Gen Psychiatry* 61(4): 403-410, 2004.

（30） Stamm, B.H.(ed.): *Secondary traumatic stress: Self-care issues for clinicians, researchers, and educators. 2nd edition.* Sidran Press, 1999.（小西聖子，金田ユリ子訳『二次的外傷性ストレス：臨床家，研究者，教育者のためのセルフケアの問題』誠信書房，2003）

（31） 藤岡淳子編『治療共同体実践ガイド：トラウマティックな共同体から回復の共同体へ』金剛出版，2019.

索引

[あ行]

愛着 ——→ アタッチメント

アセスメント ………7，84，87，89-90，92-94，102，128，159，168

アタッチメント ………53-54，56-57，76-77，79，115

アディクション ………39，77，79-80，83，154，176

アファメーション ………157-158

アロスタティック負荷………27

安全基地………21，56

いじめ………30，32-33，52，123，125，168

裏切り ——→ betrayal

エンパワメント ………5，84

[か行]

外傷性逆転移………149

回避 ………36，38，42，46，57-58，88，90，94，101，104，129-130，163，169，171

解離………37-38，64，85，98，161，163-164

加害者臨床………127-128，130-131，176

過覚醒………25，43-44，58，97，101，104，125，150，161，163

過剰適応………88，159

関係性トラウマ………78

感情麻痺………38

危機介入………41，177

機能不全家族·········77，159

虐待·········4-5，20，22-23，30-31，41-42，45-47，52，54，59，61-62，64，66，73，77-78，80，91-93，98，100，107，110，117，121，124，155-156，165，168，171

逆境 ──→ adversity

境界線·········91-92，105，145

共感性疲弊·········149

グラウンディング·········104

グリーフ·········30

グルーミング·········100

健忘·········37

公衆衛生·········73-76，79，86-87，170-171

コミュニティミーティング·········152，157

[さ行]

再演·········59，61-64，66，95，97，107-108，126，142-145，167-168，171-172

再体験症状 ──→ フラッシュバック

再トラウマ·········4，63，66-67，79，84-86，88，94-95，98，108，126，145，150，154，157，159，175

3段階のトラウマケア·········86-87，161

自殺·········41，43，78，168

自傷·········59，72，79-80

持続エクスポージャー法·········89

社会的学習·········57-59，152-153

小児期逆境体験 ──→ ACEs

心的外傷後ストレス障害 ──→ PTSD

心理教育·········85，87，89-90，95，102-105，117，159-161，167

ストレッサー·········51

ストレングス·········84-86，156

スプリッティング·········66，159

精神疾患の診断・統計マニュアル ──→ DSM

性暴力·········41-43，46，51，144，171

喪失·········30，43，89-90，93，102，126，141，149，156，172

ソーシャルスキルトレーニング ──→ SST

[た・な行]

代理受傷·········149

ダブルバインド………63

探索行動………56，58

注意欠如・多動症／障害 ──▶ ADHD

治療共同体………154

治療同盟………144

ドメスティックバイオレンス ──▶ DV

トラウマスペシフィックケア………87，89-90，95，101，161

トラウマの三角形………99，159，174

トラウマの否認………171-172

トラウマフォーカスト認知行動療法………89

トラウマレスポンシブケア………87，89-90

内的作業モデル………53

7 つのコミットメント ………152-153

二次的外傷性ストレス………149

二重拘束 ──▶ ダブルバインド

認知バイアス………148

ネグレクト……… 4-5，31，41-42，52，54，59，66，73，77-78，108-109，115，
　　　155，168

[は行]

バーンアウト………149

バウンダリー ──▶ 境界線

発達障がい………5，24-25

発達性トラウマ………78

ハリス，ナディン・バーク………72

非機能的認知………38，62-64，105，107

悲嘆 ──▶ グリーフ

否認………42，65-66，105，148，155，172

フラッシュバック………21，24，35，58，79，85，97，101，103-104，161，166

ブルーム，サンドラ………52，150，152，176

並行プロセス………149-151，154

米国疾病予防管理センター ──▶ CDC

米国薬物乱用・精神保健サービス局 ──▶ SAMHSA

防衛………27，42，98，175

ボウルビィ，ジョン………53

[ま・や・ら行]

マルトリートメント………42

燃え尽き ──→ バーンアウト

モラル面の安全 ──→ moral safety

有力化 ──→ エンパワメント

4つのR………94-96，175

リマインダー………24-25，37，64，66，84-85，94，97-101，104，158，163，
　　165-166，174

リラクセーション………95，102-104，116，174

レジリエンス………51，54，86，89，104

[A to Z]

ADHD………19，21，44，72

Adverse Childhood Experiences (ACEs)………51，77-78，83-84，124

adversity………4，77

betrayal………31

CDC………77，84

DSM………51

DV………3，22-24，30，52，61-62，80，85，106，109，112，114，118-119，
　　124，171

Internal Working Model (IWM) ──→ 内的作業モデル

moral safety………151

PE ──→ 持続エクスポージャー法

PTSD………36，51，58，89，149，160-161

reenactment ──→ 再演

re-traumatization ──→ 再トラウマ

SAMHSA………83，91，94

Secondary Traumatic Stress (STS) ──→ 二次的外傷性ストレス

SST………19-20，24

TF-CBT ──→ トラウマフォーカスト認知行動療法

therapeutic alliance ──→ 治療同盟

Therapeutic Community (TC) ──→ 治療共同体

本書は『こころの科学』197〜207号連載「臨床に活きるトラウマインフォームド・ケア」に加筆修正を施し，再構成したものです。
また，以下の既発表論文を部分的に参照・引用しています。

・「トラウマインフォームドケア：公衆衛生の観点から安全を高めるアプローチ」
　『トラウマティック・ストレス』17(1): 80-89, 2019.
・「児童福祉におけるトラウマインフォームドケア」『精神医学』61(10): 1127-
　1133, 2019.

野坂祐子（のさか・さちこ）

大阪大学大学院人間科学研究科 臨床教育学講座・教育心理学分野教授。博士（人間学）。臨床心理士。公認心理師。専門は発達臨床心理学。
お茶の水女子大学大学院人間文化研究科博士後期課程単位取得退学。大阪教育大学学校危機メンタルサポートセンターでの勤務を経て現職。主に，児童福祉領域や学校現場において，性被害・性問題行動などへの介入実践・研究を行う。
著書に『性をはぐくむ親子の対話：この子がおとなになるまでに』(共著，日本評論社，2022)，『保健室から始めるトラウマインフォームドケア：子どもの性の課題と支援』(共著，東山書房，2022)，『マイステップ：性被害を受けた子どもと支援者のための心理教育 改訂版』(共著，誠信書房，2023)，メイザー他『あなたに伝えたいこと：性的虐待・性被害からの回復のために』(共訳，誠信書房，2015)，シュワルツ『複雑性 PTSD の理解と回復：子ども時代のトラウマを癒すコンパッションとセルフケア』(訳，金剛出版，2022)，オウドショーン『非行少年に対するトラウマインフォームドケア：修復的司法の理論と実践』(監訳，明石書店，2023)，ケリー『ガスライティングという支配：関係性におけるトラウマとその回復』(訳，日本評論社，2024) などがある。

トラウマインフォームドケア
"問題行動"を捉えなおす援助の視点

2019 年 12 月 25 日　第 1 版第　1 刷発行
2024 年　9 月 15 日　第 1 版第 10 刷発行

著　者　野坂祐子

発行所　株式会社 日本評論社
　　　　〒170-8474　東京都豊島区南大塚 3-12-4
　　　　電話：03-3987-8621 [販売]
　　　　　　　 03-3987-8598 [編集]
　　　　振替：00100-3-16

印刷所　精文堂印刷

製本所　難波製本

装　幀　土屋 光 (Perfect Vacuum)

検印省略　© 2019 Nosaka, S.
ISBN978-4-535-56382-7　Printed in Japan

JCOPY　《(社) 出版者著作権管理機構 委託出版物》
本書の無断複写は著作権法上での例外を除き禁じられています。複写される
場合は、そのつど事前に、(社) 出版者著作権管理機構 (電話 03-5244-5088、
FAX 03-5244-5089、e-mail：info@jcopy.or.jp) の許諾を得てください。ま
た、本書を代行業者等の第三者に依頼してスキャニング等の行為によりデジタ
ル化することは、個人の家庭内の利用であっても、一切認められておりません。

性をはぐくむ親子の対話
―― この子がおとなになるまでに

野坂祐子，浅野恭子＝著　●定価 1,760 円（税込）

自分のこころとからだと性を，ここちよく感じられるようになるために。
子どもとおとなが一緒に性について学び，対話するヒント。

ガスライティングという支配
―― 関係性におけるトラウマとその回復

アメリア・ケリー＝著　野坂祐子＝訳　●定価 2,420 円（税込）

関係性における権力を背景に，相手を情緒的に支配するガスライティン
グ。その事例と，そこから脱け出すためのワークを多数紹介する。

児童養護施設で暮らすということ
―― 子どもたちと紡ぐ物語

楢原真也＝著　●定価 1,980 円（税込）

傷つきを抱えながらも懸命に生きる児童養護施設の子どもたち。その心
の機微や輝き，傍らで支える職員の思いを温かな筆致で描く。

入門 アタッチメント理論
―― 臨床・実践への架け橋

遠藤利彦＝編　●定価 2,640 円（税込）

養育者等との関係性が生涯に及ぼす影響を包括的に説明するアタッチ
メント理論。その基礎から実証研究，臨床応用までを丁寧に解説。

「助けて」が言えない
―― SOSを出さない人に支援者は何ができるか

松本俊彦＝編　●定価 1,760 円（税込）

依存症，自傷・自殺等，多様な当事者の心理をどう理解し関わるか。
大好評を博した『こころの科学』特別企画に5つの章を加え書籍化。

日本評論社
https://www.nippyo.co.jp